身体的秘密我知道

有趣的身体构造

李云海 著

梦堡文化 绘

e 海燕出版社
· 郑州 ·

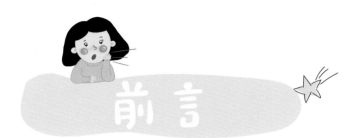

前言

　　自出生以来，我们最熟悉的或许就是自己的身体。同时，我们对自己的身体也有着强烈的好奇心，时不时就会化身"十万个为什么"，抛出各种稀奇古怪的问题。

　　我们为什么需要眉毛？眼睛里进沙子为什么会流泪？为什么捏紧鼻子就闻不到气味了？耳朵为什么能听到声音？舌头为什么能分辨食物的味道？走路时，我们为什么要摆动双臂？我们为什么长得像爸爸妈妈……

　　没错，我们的身体藏着许多有趣的秘密，等待我们一起去探索。而这些秘密都可以在这本《身体的秘密我知道　有趣的身体构造》中一探究竟。

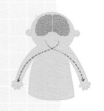

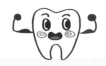

比如，眉毛当然不是可有可无的存在，它可以保护眼睛，并帮助我们表达情绪；耳朵能听到声音，是"听觉大家庭"协力运作的结果；舌头能分辨食物的味道，多亏了舌头上的味蕾；走路时摆动双臂，既能保持身体平衡，又能节省体力；至于为什么长得像爸爸妈妈，这就和遗传基因有关了……

　　没想到我们的身体居然藏了这么多的秘密。头发、五官、手脚、皮肤……每一处身体构造都大有学问，快来一起看看吧！

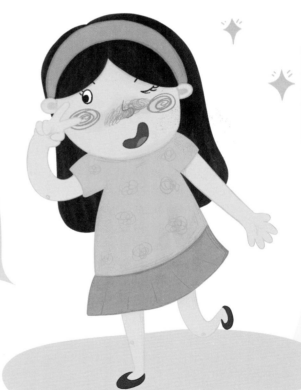

　　关于身体构造的秘密，你想了解更多吗？快来这本书中寻找答案吧！

目录

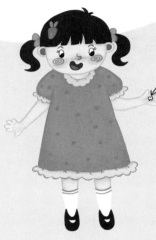

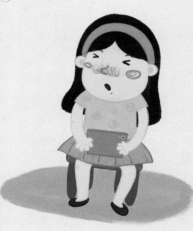

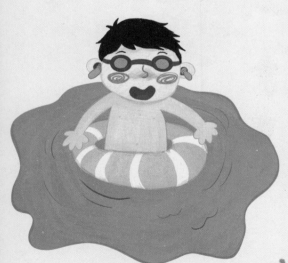

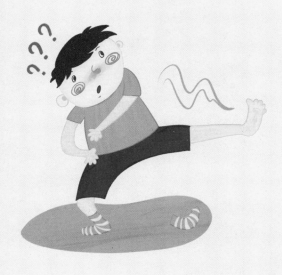

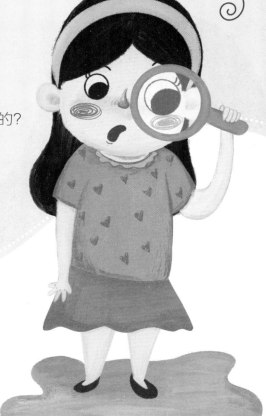

头发会一直长下去吗？

拥有一头秀丽的长发是很多女孩子的梦想，那么，头发会一直长下去吗？

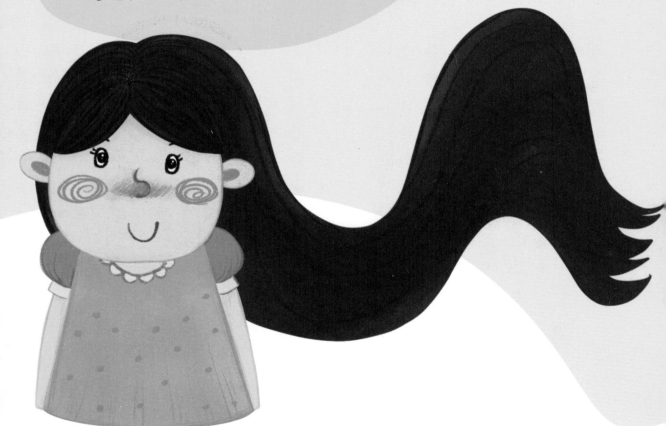

让我们先了解一下头发是怎么长出来的吧。

头皮上一个个表皮凹陷的地方是毛孔，毛孔里面是毛囊，毛囊像口袋一样包裹着头发的根部。

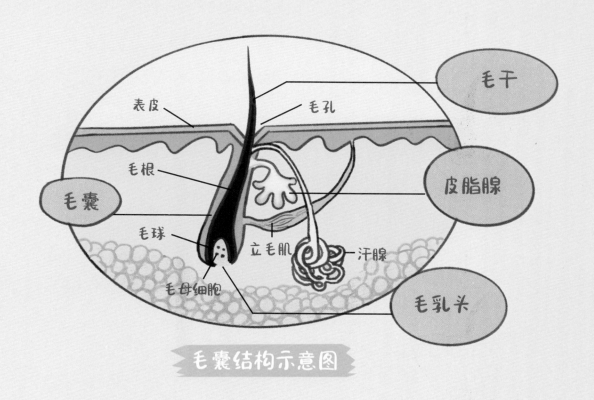

毛囊结构示意图

头发从毛囊长出，毛囊组织的上皮细胞可以分裂、增殖，使头发不断变长。

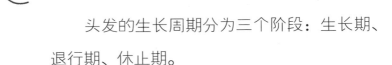

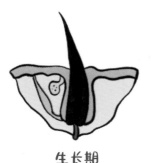

头发的生长周期分为三个阶段：生长期、退行期、休止期。

生长期

头发的生长期很长，一般为 2～6 年。处于这个时期的头发很难自行脱落，如果我们硬拔的话，会感到头皮疼痛。

↓

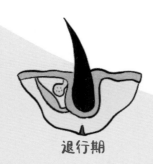

退行期

生长期结束后，头发会进入退行期，退行期大概持续 2～3 周。这个时期，头发停止生长，毛囊开始萎缩。不过此时的头发依然不容易自行脱落。

↓

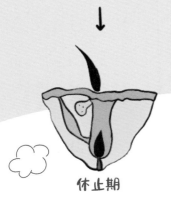

休止期

退行期过后，头发进入休止期，休止期约为 3 个月。这时，头发已经完全停止生长，发根萎缩到一定程度后，轻轻一梳就会有头发脱落。

头发的生长周期示意图

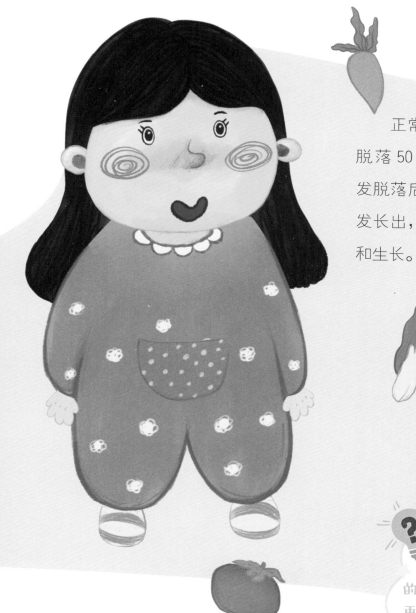

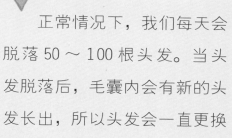

正常情况下，我们每天会脱落 50 ～ 100 根头发。当头发脱落后，毛囊内会有新的头发长出，所以头发会一直更换和生长。

想一想

为什么有些人的头发脱落后就不再生长了呢？

扫码获取答案

画重点

每根头发都有自己的生长周期，不断生长直至脱落，然后又有新头发长出来。

爷爷奶奶为什么会长白发？

　　爷爷奶奶长有白发，甚至已经满头白发了，而我们的头发却乌黑发亮，这是为什么呢？

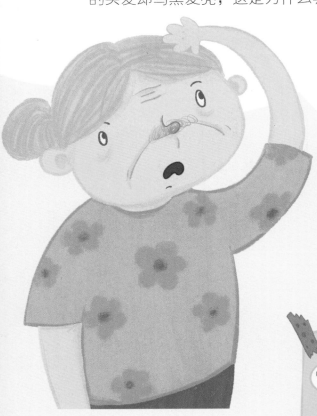

　　其实，头发的颜色是由黑色素的多少决定的。我们头皮下的毛囊内有一种黑色素细胞，它能产生黑色素，源源不断地提供给毛发。

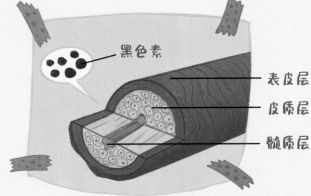

黑色素

表皮层

皮质层

髓质层

头发结构示意图

在生成黑色素的过程中，有一个重要的角色——一种叫作"L-酪氨酸"的氨基酸。L-酪氨酸是合成黑色素的必需原料，L-酪氨酸在酪氨酸酶的作用下会进一步被氧化成黑色素。酪氨酸酶的活性增加，产生的黑色素就会增多。

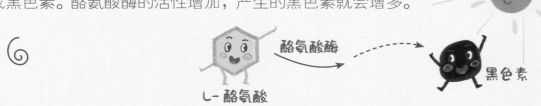

随着年龄的增长，人体内的黑色素细胞逐渐衰弱，酪氨酸酶活性降低，合成的黑色素也随之减少。如此一来，黑色头发的颜色逐渐变浅，新长出来的头发也就成了白色的。这就是爷爷奶奶长白头发的主要原因。

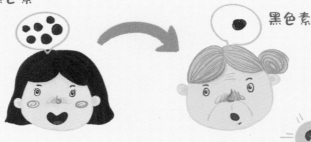

黑色素分别在每根头发中产生，所以头发总是一根一根地变白。

从乌黑的头发到满头白发，一般需要好多年。

想一想

只有老年人会长白头发吗？

扫码获取答案

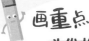 **画重点**

头发的颜色是由黑色素的多少决定的。随着年龄的增长，头发中的黑色素细胞逐渐衰弱，酪氨酸酶活性降低，合成的黑色素越来越少，黑色头发的颜色逐渐变浅。

人老了为什么会长皱纹？

我们在画一位老爷爷时，一定不会忘记在他的额头、眼角等部位画上几道皱纹。那么，人老了为什么会长皱纹呢？

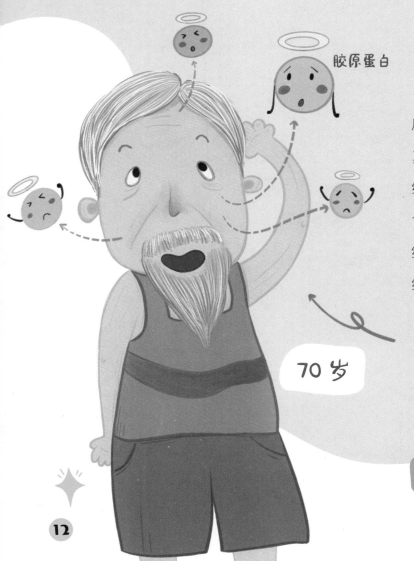

胶原蛋白

70 岁

我们知道，皮肤分为表皮、真皮和皮下组织三部分。真皮中富含胶原蛋白和弹力纤维。胶原蛋白就好像一个个小气球，与弹力纤维一起组成网状支撑体，把皮肤组织撑起来。

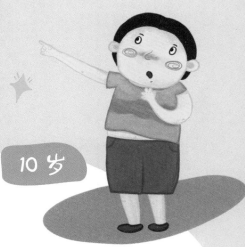

10 岁

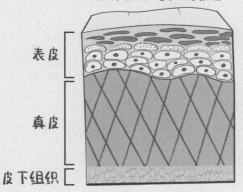
胶原蛋白充足的皮肤

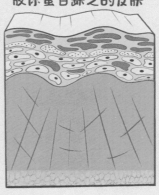
胶原蛋白缺乏的皮肤

表皮

真皮

皮下组织

皮肤结构示意图

　　皮下组织在真皮下面，其中的脂肪组织可以给真皮等部位提供充足的营养，保持皮肤的弹性。

　　随着年龄的增长，人体内的胶原蛋白会逐渐流失，皮肤中的弹力纤维会逐渐萎缩，皮下组织中的脂肪也会逐渐减少，导致皮肤松弛、下垂、失去弹性，从而出现皱纹。

想一想

过度暴晒为什么也会使皮肤长皱纹？

扫码获取答案

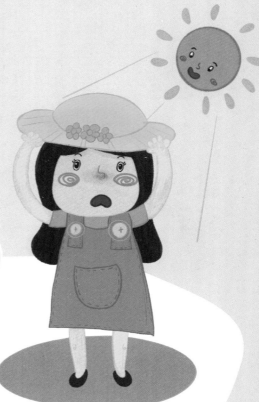

✏️ 画重点

随着年龄的增长，人体内的胶原蛋白会不断流失，真皮层的弹性降低，皮肤逐渐松弛、下垂、失去弹性，形成皱纹。

我们为什么需要眉毛？

我们每个人的脸上都有两道弯弯的眉毛，它们的作用可大了。

眉毛位于眼睛的上方，是眼睛的屏障。

刮风时，眉毛可以阻挡沙尘；下雨或额头出汗时，眉毛可以挡住雨水或汗水，让它们沿着眉毛从脸两边和鼻子旁流过，而不会直接流进眼睛；眉毛还可以挡住下落的碎屑，避免脏东西进入眼睛。

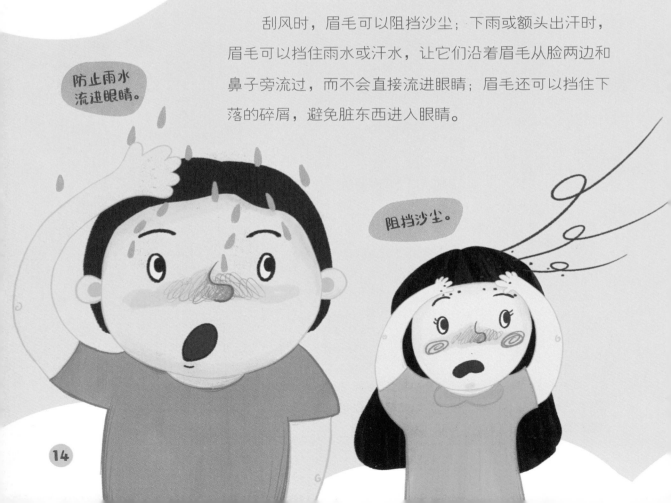

防止雨水流进眼睛。

阻挡沙尘。

画重点
眉毛在眼睛上方形成了一道屏障，可以保护我们的眼睛。

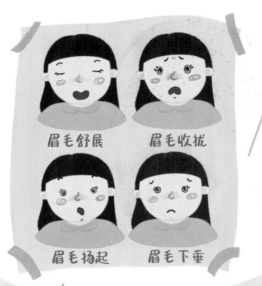

眉毛舒展　　眉毛收拢

眉毛扬起　　眉毛下垂

总之，眉毛的重要作用就是保护眼睛。同时，眉毛还可以参与到面部表情中来，我们可以通过眉毛的变化来表达开心、生气、悲伤等情绪。

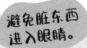

避免脏东西进入眼睛。

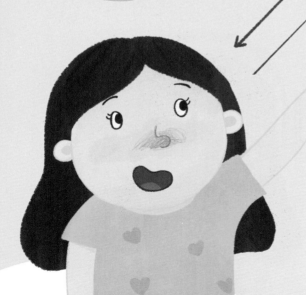

眉毛也是脸部的重要组成部分，好看的眉毛更能凸显美丽的脸庞。

想一想

眉毛与情绪有哪些联系？

扫码获取答案

15

我们为什么有两只眼睛？

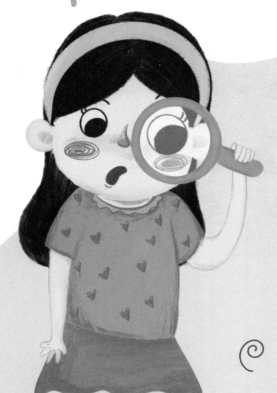

你有没有想过，为什么我们会有两只眼睛呢？

我们的两只眼睛，一只在左，一只在右，只有用两只眼睛同时看一个物体，才能兼顾左右两边的视野。

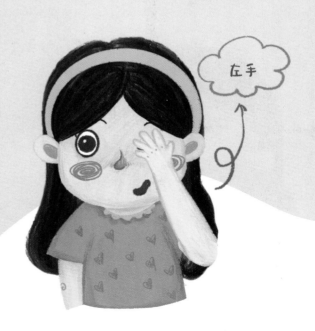

左手

现在，我们试一试用手捂住左眼，用右眼看一下这个物体；再捂住右眼，用左眼看一下这个物体。

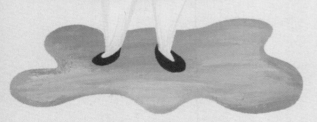

发现了吗？在这两种情况下，我们看到的物体的位置发生了变化。

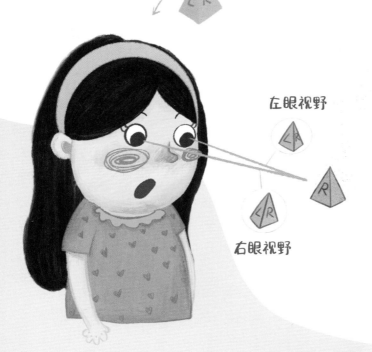

左眼视野

右眼视野

我们的两只眼睛是从两个不同的方位和角度观察物体的，这样两只眼睛看到的物体就会存在一定的位置差距，这就形成了"视差"。

而当两只眼睛同时看向物体，并将图像传输到大脑之后，大脑会把不同角度的图像综合起来，转化成三维立体图像，这样有利于我们判断物体与自己的距离，从而对空间进行精准定位。

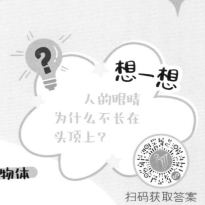

想一想

人的眼睛为什么不长在头顶上？

扫码获取答案

✏️ **画重点**
用两只眼睛同时看向物体，我们能更好地判断物体与自己的距离，从而对空间进行精准定位。

眼睛和我们的生活息息相关，如果眼睛生病了，我们看东西会变得模糊，那么我们要怎样保护眼睛呢？

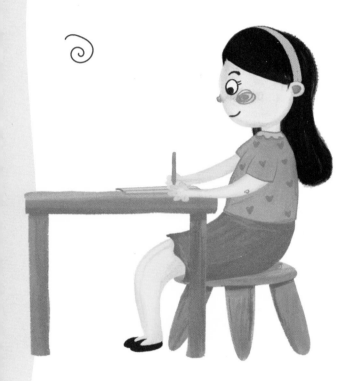

1 保持正确的学习姿势

不能弯腰驼背，或趴在桌上看书，更不能躺在床上看书。眼睛与书本应保持 35 厘米左右的距离，做到两肩齐平坐端正，身体与课桌保持一拳的距离。

2 不要过度用眼

无论是学习还是玩游戏，最好每小时休息 10 ～ 15 分钟。闭上眼睛，或者眺望远方，让眼睛得到充分的放松。

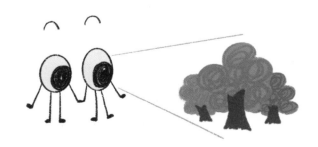

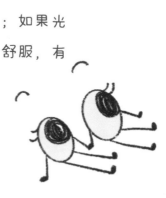

3 舒适的光源

　　舒适的光源对保护眼睛也很重要。如果光线过弱，为了辨认书本上的字迹，我们必须把书本拿近，眼睛的调节负担就会加重；如果光线过强，眼睛过分受刺激，会感到不舒服，有时还会造成视网膜损伤。

4 坚持做眼保健操

　　通过按摩眼部周围的穴位和肌肉，达到消除疲劳、预防近视的目的。

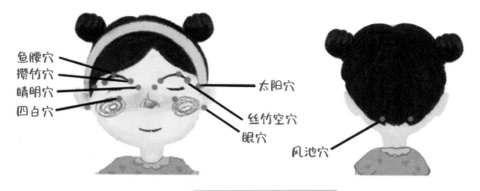

眼部穴位示意图

眼保健操

① 按揉攒竹穴

用双手大拇指螺纹面分别按在两侧攒竹穴上，其余手指自然放松，指尖抵在前额上。有节奏地按揉穴位，每按揉一圈为一拍，做四个八拍。

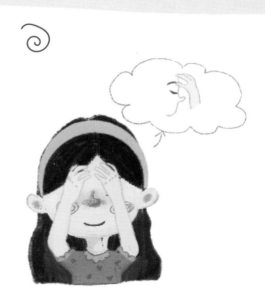

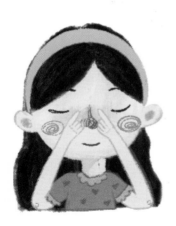

② 按压睛明穴

用双手食指螺纹面分别按在两侧睛明穴上，其余手指自然放松、握起，呈空心拳状。每按压一次为一拍，做四个八拍。

③ 按揉四白穴

用双手食指螺纹面分别按在两侧四白穴上，大拇指抵在下颌凹陷处，其余手指自然放松、握起，呈空心拳状。每按揉一圈为一拍，做四个八拍。

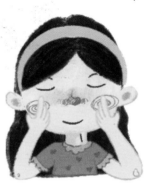

用双手大拇指的螺纹面分别按在两侧太阳穴上，其余手指自然放松、弯曲。先用大拇指按揉太阳穴，每按揉一圈为一拍，揉四圈。然后，大拇指不动，用双手食指的第二个关节内侧，稍加用力从眉头刮至眉梢，刮上眼眶，一次两拍，连刮两次。如此交替，做四个八拍。

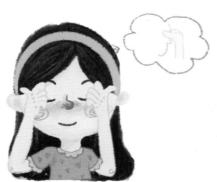

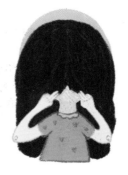

⑤ 按揉风池穴

用双手食指和中指的螺纹面分别按在两侧风池穴上，其余三指自然放松。每按揉一圈为一拍，做四个八拍。

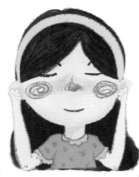

⑥ 揉捏耳垂，脚趾抓地

用双手大拇指和食指的螺纹面捏住耳垂正中的眼穴，其余三指自然并拢弯曲。用大拇指和食指有节奏地揉捏穴位，同时双脚全部脚趾做抓地运动。每抓地一次为一拍，做四个八拍。

21

我们为什么需要眨眼睛？

我们经常用"一眨眼的时间"来形容时间过得很快，那么"一眨眼"到底有多快呢？

其实，眨眼是快速闭眼运动，每次眨眼只需要0.2～0.4秒。正常人通常2～6秒就要眨眼一次。除了睡觉，人们都会不自觉地做眨眼动作。

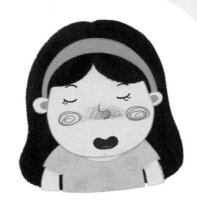

眨眼对人体主要有两大作用。

首先，眨眼能使泪液充分发挥保护眼球的作用。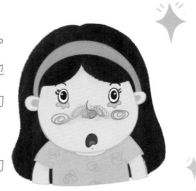

泪腺产生泪液，人在眨眼时可以使泪液均匀地分布在眼球前方的角膜和结膜上，从而保持眼球的湿润。

眨眼时，泪腺产生的泪液还能冲刷侵入眼睛的灰尘和细菌，保持眼球的清洁。

其次，眨眼能缓解眼球疲劳。

眨眼是调节视网膜和眼外肌的活动。视网膜和眼外肌可以在睡觉或眨眼时得到休息，如果一直睁着眼睛，它们就会非常疲惫，这将损害眼睛的健康。

当眼睛疲劳的时候，我们眨几下眼睛，就会感到舒服一些。

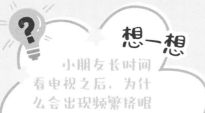

想一想

小朋友长时间看电视之后，为什么会出现频繁挤眼或眨眼的情况？

扫码获取答案

画重点

无刺激下的眨眼动作是一种不自主运动，能清洁和湿润眼球，缓解眼部疲劳。

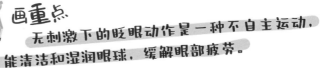

为什么眼睛会有不同的颜色？

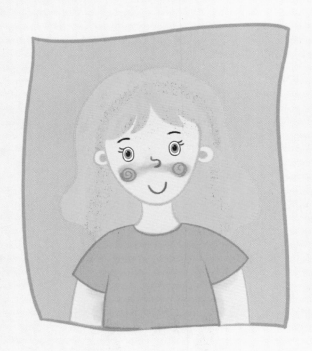

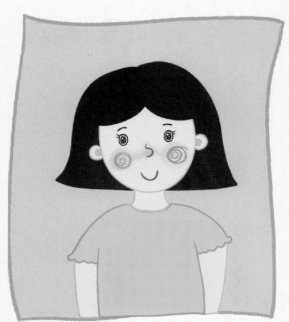

左边这个女孩是蓝色眼睛、金黄色头发，而
右边这个女孩则是黑色眼睛、黑色头发。
那么，眼睛的颜色为什么会不同呢？

我们所说的眼睛的颜色其实指的是眼珠的颜色。

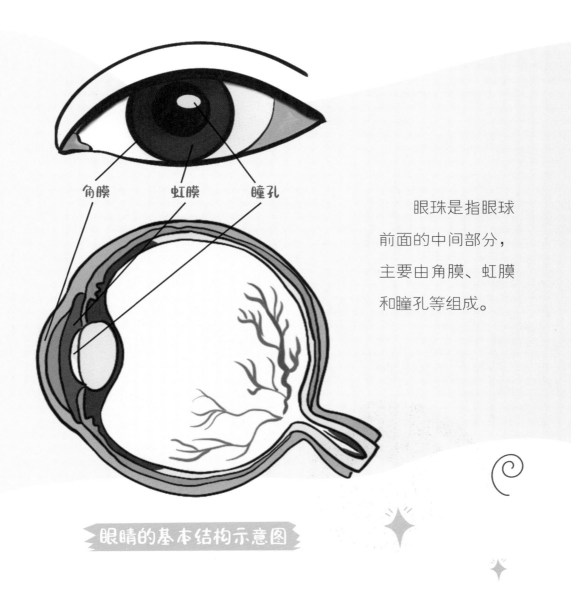

角膜　　虹膜　　瞳孔

眼珠是指眼球前面的中间部分，主要由角膜、虹膜和瞳孔等组成。

眼睛的基本结构示意图

瞳孔是光线进入眼睛的通道，不会变色，而角膜又是无色透明的，因此眼珠的颜色取决于虹膜的颜色。

不同人群的眼珠根据虹膜内色素含量的不同，呈现出不同的颜色。

虹膜组织中含有很多色素细胞，细胞中含有的黑色素量决定了虹膜的颜色。

黑色素越多，虹膜的颜色就越深，眼珠的颜色也就越黑。

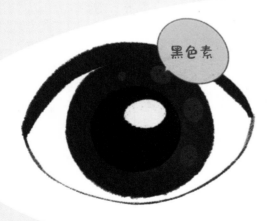

黑色素

黑色素越少，虹膜的颜色就越浅，眼珠的颜色也就越淡。

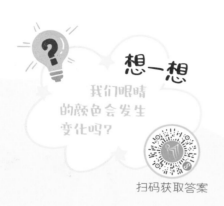

想一想

我们眼睛的颜色会发生变化吗？

扫码获取答案

黄种人、黑种人的虹膜中黑色素含量多，所以眼珠看上去是黑色的。

白种人虹膜中的黑色素含量极少，因此他们的眼珠呈现出蓝色或者浅蓝色等。

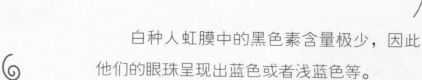

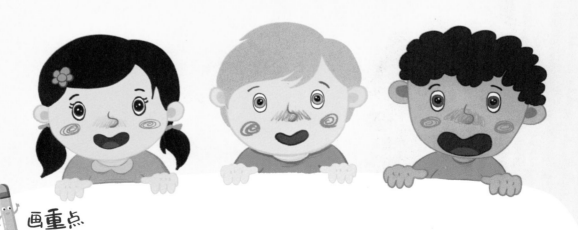

画重点

眼睛的颜色是由虹膜决定的，虹膜内黑色素含量的不同，使眼睛呈现出的颜色也不同。

眼睛里进沙子为什么会流眼泪?

"呼——"一阵风吹过，沙子进到眼睛里了，眼睛又痒又难受,用手揉一揉,奇怪,为什么流眼泪了呢?

其实，这是人体启动了生理保护机制。

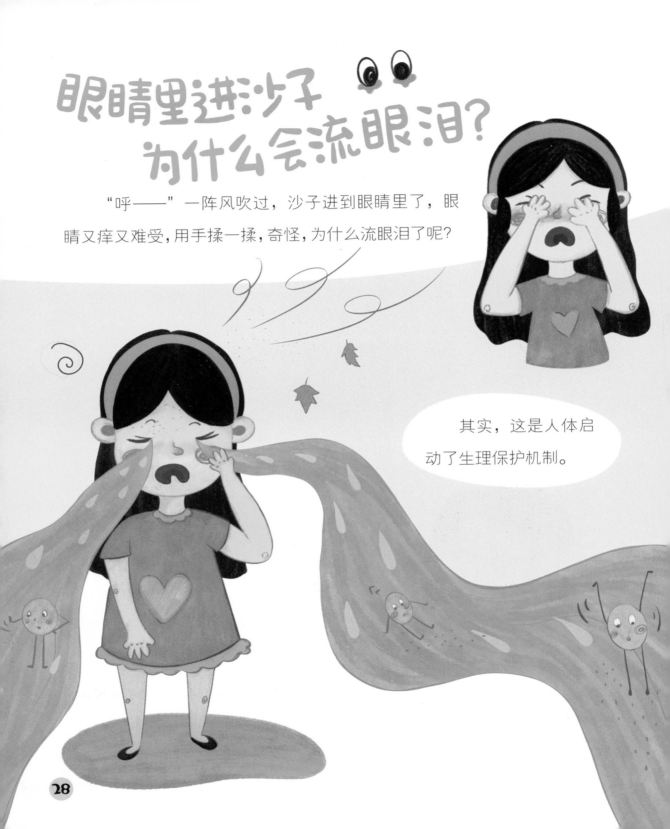

首先，当眼睛里进了异物，眼睛会反射性地分泌出眼泪，帮助眼睛把异物冲洗出去，减轻眼睛不适的感觉，减少异物对眼角膜的刺激和破坏。

其次，进入眼睛的异物可能携带有细菌、病毒，而眼泪中含有溶菌酶，可以消灭细菌，使病毒失去活性。

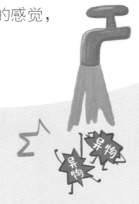

所以，眼睛进了沙子后流眼泪，是眼睛排出异物保护自己的表现，我们不用担心。

画重点
眼睛里进沙子会流眼泪，是因为眼泪可以帮助眼睛把异物冲洗出去。同时，眼泪中的溶菌酶能保护眼睛不被病菌感染。

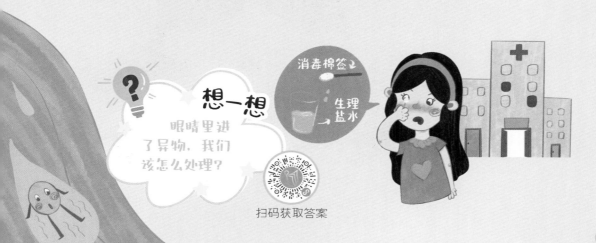

想一想

眼睛里进了异物，我们该怎么处理？

消毒棉签
生理盐水

扫码获取答案

打哈欠时为什么会流眼泪？

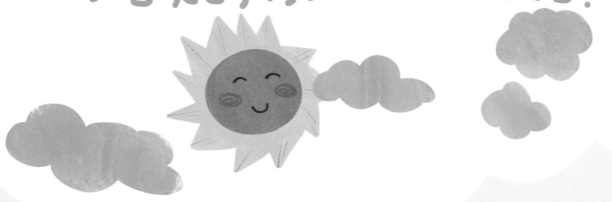

有时，我们早上起床会伸个懒腰，打个哈欠。这时，我们的眼泪却流了下来，这是为什么呢？不是只有在哭泣或眼睛受到刺激时才会流眼泪吗？

这要从眼泪的来源讲起。我们的眼睛里藏着一个分泌泪液的器官——泪腺。

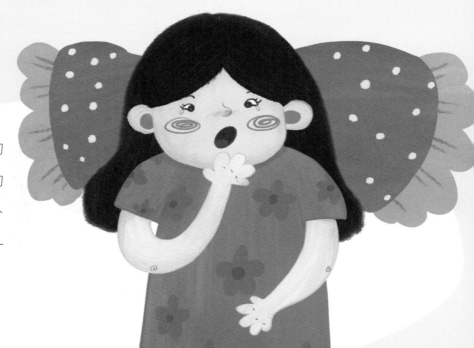

除了我们睡觉时以外，泪腺时刻不停地在分泌泪液，只不过平时分泌得比较少，我们不容易察觉。

泪腺分泌的泪液，会在眼球表面和眼皮里面的空隙中流动，不仅可以起到润滑眼球的作用，还能减少眼球与眼睑之间的摩擦。

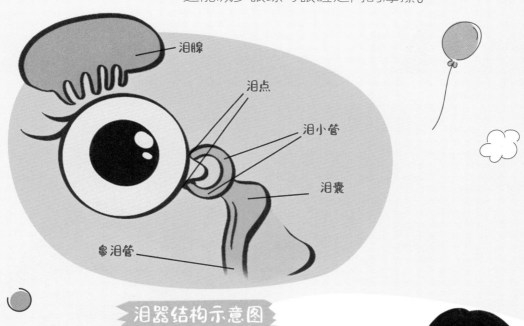

泪腺

泪点

泪小管

泪囊

鼻泪管

泪器结构示意图

之后，泪液流入泪囊，通过鼻泪管流入鼻腔，最终进入消化道。

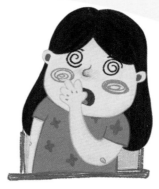

而当我们打哈欠的时候，嘴巴会张得很大，口腔、鼻腔里的压力也会增大，面部肌肉紧张，挤压鼻泪管，暂时堵住了排泄泪水的通道。

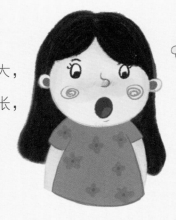

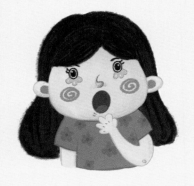

"下水道"被堵住了，泪水就流不下去了，便只能从眼睛往外流了。

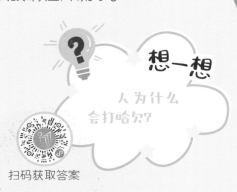

想一想

人为什么会打哈欠？

扫码获取答案

✏️ **画重点**

打哈欠时流眼泪是因为打哈欠的动作挤压鼻泪管，堵住了排眼泪的通道。

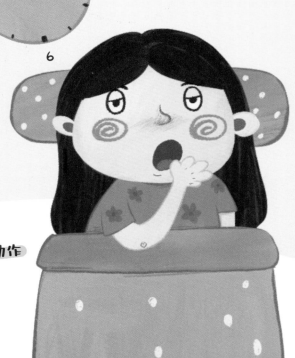

为什么捏紧鼻子就闻不到气味了？

我们用鼻子来呼吸，还用鼻子来闻气味。

空气中飘浮着很多肉眼看不见的非常小的气味分子，这些气味分子随着空气被我们吸入鼻子后，有一部分会落到我们的嗅觉感受器——鼻腔顶部的嗅黏膜上。

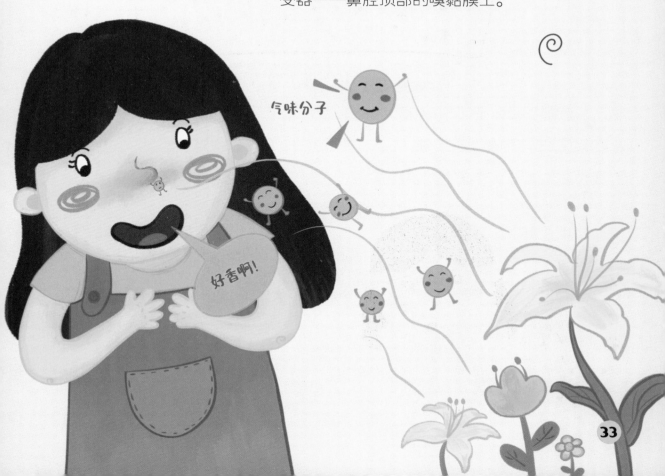

气味分子

好香啊！

嗅黏膜中的嗅细胞感知到气味分子后，嗅神经就会将嗅细胞释放的神经信号传输给大脑，大脑就能判断闻到的是什么气味了。

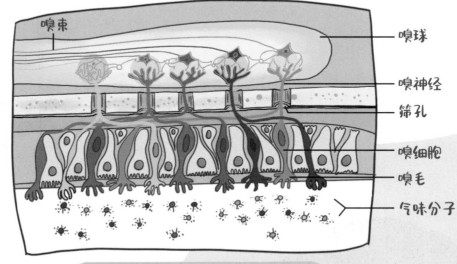

嗅束

嗅球

嗅神经

筛孔

嗅细胞

嗅毛

气味分子

嗅觉刺激的传导方式示意图

我们捏紧鼻子后，嗅细胞就无法与气味分子接触，我们也就闻不到气味了。

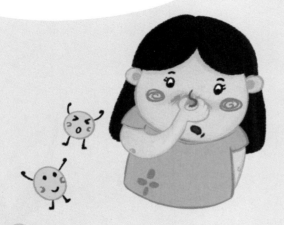

另外，人的嗅觉很容易适应气味。如果我们较长时间一直闻某种气味，大脑嗅觉中枢就会暂时屏蔽这一气味信号，我们就会失去对这种气味的嗅感。医学上称这种现象为"嗅觉适应现象"。

画重点

鼻腔顶部的嗅黏膜是我们的嗅觉感受器，当我们捏紧鼻子，嗅黏膜中的嗅细胞与气味分子就无法接触，我们也就闻不到气味了。

正如《孔子家语·六本》里所说，"入芝兰之室，久而不闻其香"，"入鲍鱼之肆，久而不闻其臭"。

意思是：在有香草的屋子里待久了，就不觉得有香味了；在有咸鱼的店铺待久了，就不觉得咸鱼有臭味了。

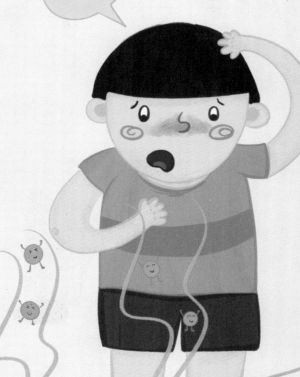

想一想

为什么我们感冒的时候也闻不到气味呢？

扫码获取答案

我们为什么有两只耳朵？

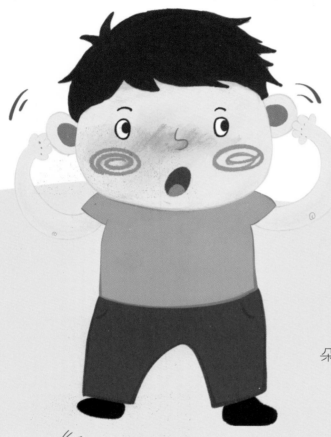

一出生我们就有两只耳朵，长在头部的左右两边。

那么，为什么人要长两只耳朵呢？难道仅仅是为了美观吗？

当然不仅仅是为了美观。我们都知道耳朵最重要的作用是听声音，但很多人不知道，耳朵还有一个重要作用——识别声源的位置，而这需要两只耳朵一起来完成。

因为我们的耳朵一左一右，所以不同方向的声音传入我们的耳朵时，要么是同时到达的，要么是一先一后到达的。

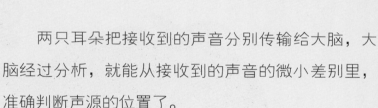

比如，有人从你的右侧喊你的名字。他的声音首先传到你的右耳，然后才传到你的左耳。

两只耳朵接收到声音的先后顺序、强弱并不完全相同。

两只耳朵把接收到的声音分别传输给大脑，大脑经过分析，就能从接收到的声音的微小差别里，准确判断声源的位置了。

想一想

关于耳朵卫生，我们要注意些什么呢？

扫码获取答案

画重点

耳朵可以帮助我们听到外界的声音，两只耳朵同时工作，可以帮助我们判断声源的位置，所以我们有两只耳朵。

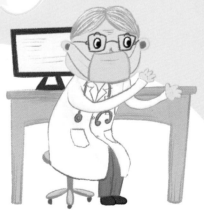

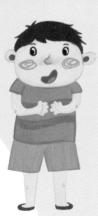

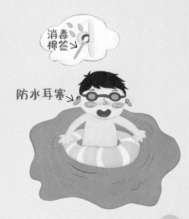

消毒棉签

防水耳塞

耳朵为什么能听到声音？

看似小巧的耳朵，其实里面藏着一个"大家庭"。我们之所以能听到声音，离不开这个"大家庭"成员的团结协作。让我们一起来认识一下它们吧！

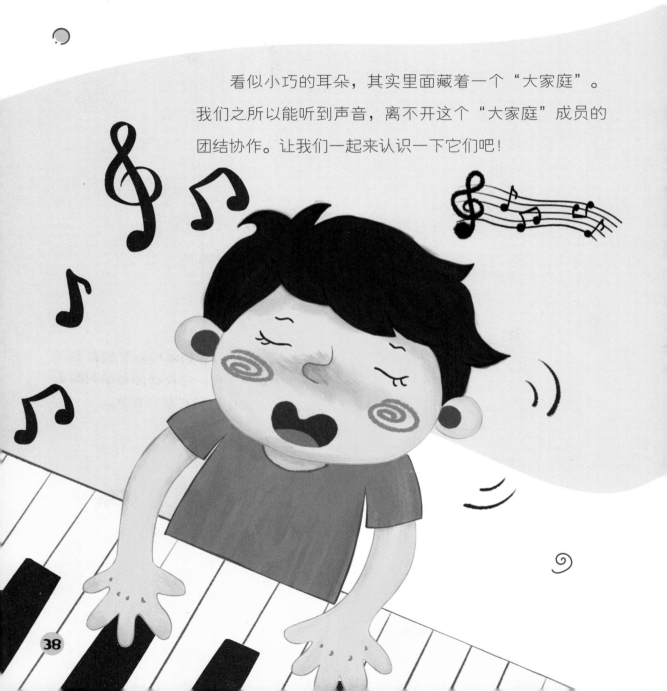

耳朵分为三个部分：外耳、中耳、内耳。

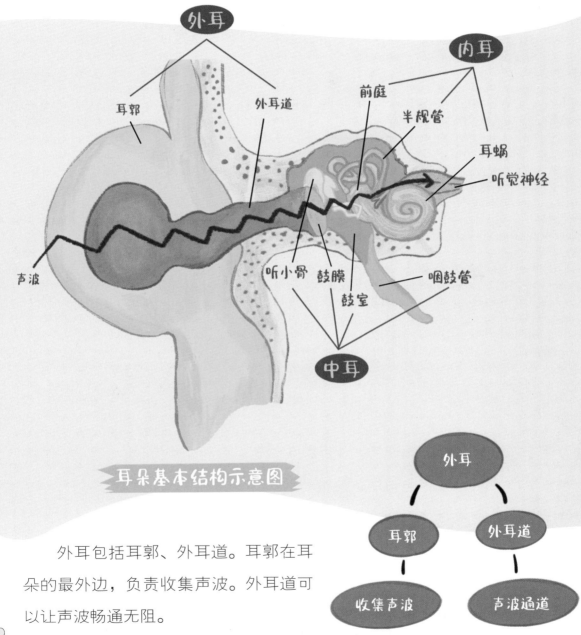

耳朵基本结构示意图

外耳包括耳郭、外耳道。耳郭在耳朵的最外边，负责收集声波。外耳道可以让声波畅通无阻。

```
                  中耳
      ╱        ╱     ╲        ╲
   鼓膜     鼓室    听小骨    咽鼓管
    │                 │
 产生振动           传播振动
```

中耳由鼓膜、鼓室、听小骨等组成。

鼓膜像一片紧绷的薄膜，外耳收集的即使再细小的声波也能让鼓膜发生振动，然后由三块听小骨连接成的听骨链将鼓膜的振动准确无误地传入内耳。

内耳包括耳蜗、前庭、半规管等。耳蜗是形似蜗牛壳的结构，内部充满液体。

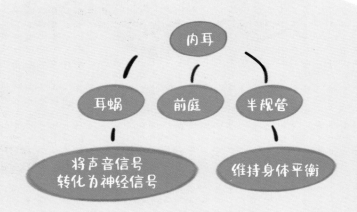

```
                  内耳
      ╱           │           ╲
   耳蜗         前庭         半规管
    │                         │
将声音信号                 维持身体平衡
转化为神经信号
```

当声音由中耳的三块听小骨传到内耳后，耳蜗内的液体产生波动，并推动液体里的一行行小到只能通过显微镜才能看到的纤毛运动。

✏️ **画重点**

人们能听到声音，依赖于整个听觉通路的完整性，外耳、中耳、内耳及听觉中枢各司其职，共同组成了我们的听觉"大家庭"。

纤毛运动产生的神经信号沿着听觉神经传到大脑皮层的听觉中枢。听觉中枢对声音进行加工、分析后，我们就能听到声音了。

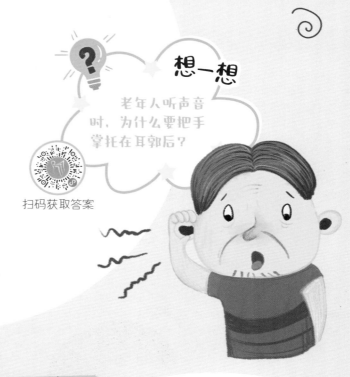

想一想

老年人听声音时，为什么要把手掌托在耳郭后？

扫码获取答案

健康小贴士

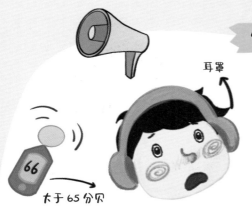

耳罩

大于65分贝

耳朵作为我们的听觉器官，需要我们悉心呵护。那么，为了保护听力，我们需要怎么做呢？

①我们平时要尽量远离噪声。如果周围出现过高、过强的声音，我们要尽量远离，必要时捂住耳朵或戴上耳塞、耳罩以保护听力。

②我们还要避免长时间使用耳机。有些人喜欢长时间戴着耳机听音乐，长此以往，听力也会受到损伤，所以千万不要这样做哟！

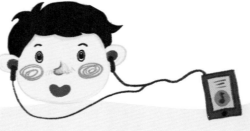

我们的嘴唇为什么是红色的？

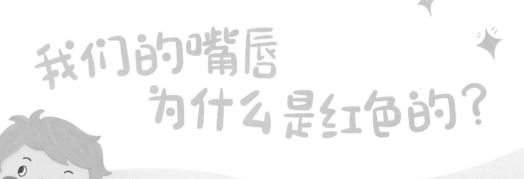

人类的肤色有很多种，但嘴唇的颜色大都是红色的，这是为什么呢？

嘴唇是我们脸上比较柔软和敏感的地方。

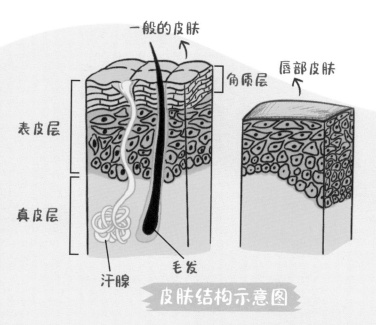

一般的皮肤

唇部皮肤

角质层

表皮层

真皮层

毛发

汗腺

皮肤结构示意图

它不像一般的皮肤那样有 16 层左右的上皮细胞，嘴唇只有3～5层上皮细胞，所以显得薄且透明。

再加上嘴唇部位的毛细血管特别多，嘴唇下面血液的颜色就会透出来，呈现红色。

简单来说，嘴唇的红色是嘴唇下方毛细血管里血液的颜色。

想一想

? 嘴唇的颜色
在什么情况下会
发生变化呢？

扫码获取答案

画重点
嘴唇的红色是嘴唇下方
毛细血管中血液的颜色。

乳牙为什么会自己掉下来？

你知道我们身上哪个部位最坚固吗？没错，就是我们的牙齿。

生活中我们会看到有的人能用牙齿咬碎螃蟹壳、咬开啤酒瓶盖。

虽然这些行为都是不可取的，但可以看出我们的牙齿是非常坚固的。

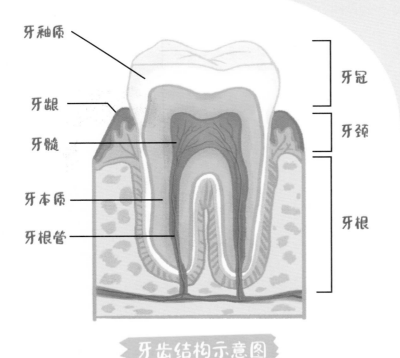

牙釉质

牙龈

牙髓

牙本质

牙根管

牙冠

牙颈

牙根

牙齿结构示意图

人的牙齿由牙冠、牙颈和牙根三部分组成，覆盖在牙冠表面的牙釉质是牙齿最坚硬的部分。

既然牙齿这么坚固，为什么还会自己掉下来呢？

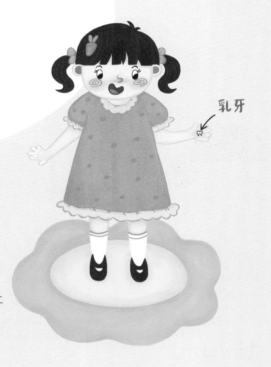

乳牙

这是因为我们会先后长出两副牙齿：乳牙和恒牙。

自我们出生 4～8 个月后，牙齿开始萌出，到 2～3 岁长齐，共 20 颗。这些牙齿我们称为"乳牙"。

每个乳牙牙根的下方，都有一个对应的恒牙胚。随着我们一天天长大，我们的牙床会不断变大，恒牙胚也会慢慢长大。

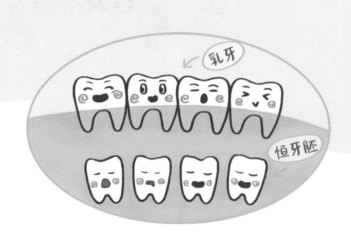

乳牙

恒牙胚

6 岁左右，在乳牙的下面就会萌出另一副牙齿，它们被称为"恒牙"。

在萌出过程中，恒牙会往上顶我们的乳牙，使乳牙变得松动，并慢慢开始脱落。之后，恒牙顺利长出来，完成和乳牙的"交接班"。

换牙过程持续的时间比较久，大约到 12 岁，我们的乳牙才会全部被恒牙替换。

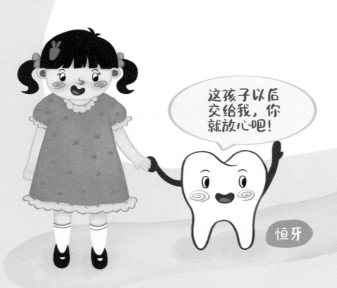

这孩子以后交给我，你就放心吧！

恒牙

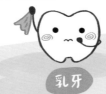

乳牙

需要注意的是，恒牙萌出后，我们不要经常用舌头去舔它。

如果总是用舌头去舔，恒牙可能就会长得歪歪扭扭的，很难看哟。

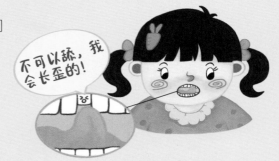

不可以舔，我会长歪的！

画重点

每个乳牙牙根下面都有一个恒牙胚，随着我们年龄的增长，恒牙胚会慢慢长大萌出。恒牙萌出，会往上顶我们的乳牙，使乳牙松动，然后慢慢脱落。

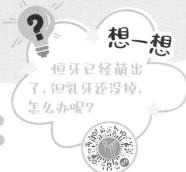

想一想

恒牙已经萌出了，但乳牙还没掉，怎么办呢？

扫码获取答案

我们为什么要换牙？

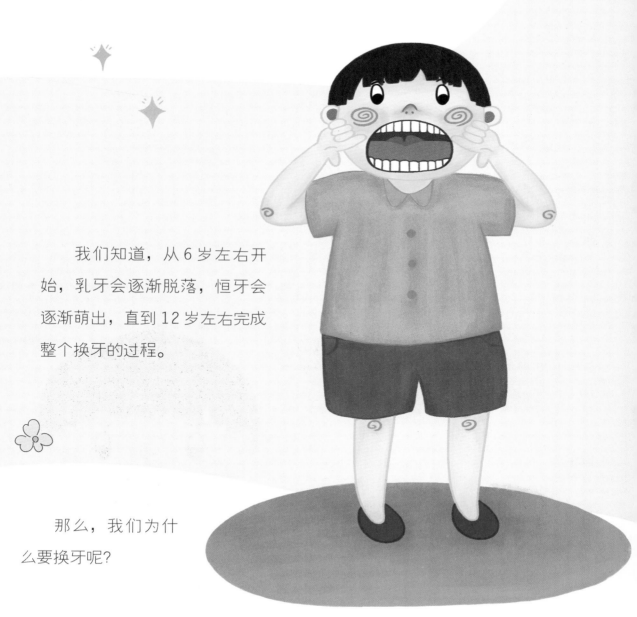

我们知道，从 6 岁左右开始，乳牙会逐渐脱落，恒牙会逐渐萌出，直到 12 岁左右完成整个换牙的过程。

那么，我们为什么要换牙呢？

这是因为在我们成长的过程中，牙齿周围的骨头会不断生长，变大变宽，而乳牙自萌出后，外形不会发生明显变化，如果不换牙，牙缝就会越来越大。

如果我们发现乳牙牙缝变大，不要担心。

因为乳牙个头儿小，而恒牙个头儿大，牙缝变大，只是为了让恒牙有足够的生长空间。

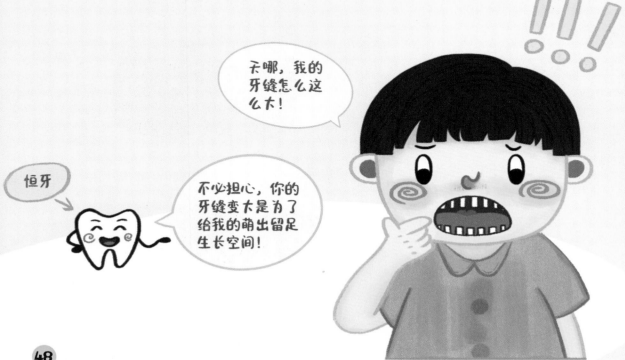

天哪，我的牙缝怎么这么大！

恒牙

不必担心，你的牙缝变大是为了给我的萌出留足生长空间！

另外，随着年龄的增长，我们需要吃更坚硬的食物，比如啃排骨、吃坚果等。

乳牙又小又不耐磨，已经满足不了我们的生长需要。

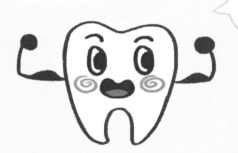

我是恒牙宝宝，我比乳牙宝宝更结实耐磨！

相反，恒牙比较大，也比较耐磨。换了恒牙后，我们咀嚼食物的能力会增强很多。

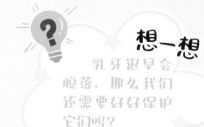

想一想

乳牙迟早会脱落，那么我们还需要好好保护它们吗？

画重点

换牙是乳牙脱落、恒牙长出的过程。恒牙比乳牙耐磨，它能增强我们咀嚼食物的能力。

扫码获取答案

舌头为什么可以伸出来？

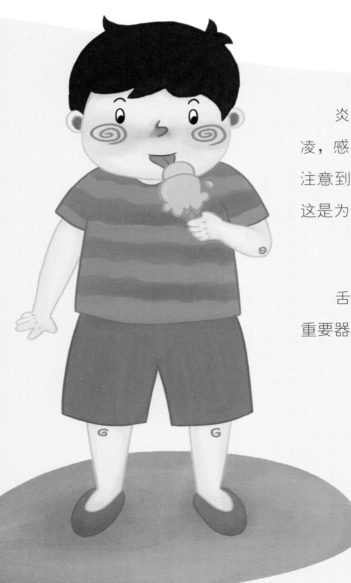

炎热的夏天，我们都喜欢舔食冰激凌，感觉非常冰凉、舒服。这时，你会注意到自己的舌头可以长长地伸出来。这是为什么呢？

舌头是协助我们吃东西和说话的重要器官。

舌头非常灵活，它不仅可以伸长、收缩、扭曲，还可以协助吮吸，甚至能卷成不同的形状。

其实，这是舌体中的肌肉在做收缩、舒张运动。

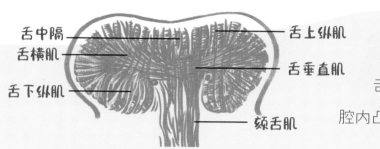

舌中隔　　舌上纵肌

舌横肌　　舌垂直肌

舌下纵肌

颏舌肌

舌头是从口腔底部向口腔内凸起的肌肉组织。

舌内肌冠状切面示意图

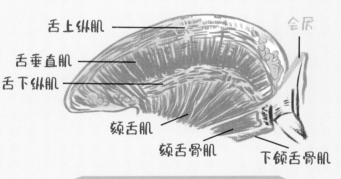

舌上纵肌　　会厌

舌垂直肌

舌下纵肌

颏舌肌

颏舌骨肌　　下颌舌骨肌

我们感觉舌头好像只是一块肌肉，实际上，舌头是由多块不同的肌肉组成的。

舌内肌矢状切面示意图

与其他肌肉不同，舌头上的肌肉并没有可依附、支撑的硬骨，但是它们共同组成了一个灵活的组织结构，就像大象的鼻子一样。

舌体中肌肉的收缩、舒张受人体大脑皮层神经中枢的控制，舌头上的神经非常发达，这使得舌体能够运动自如，协助我们进行说话、咀嚼和吞咽等。

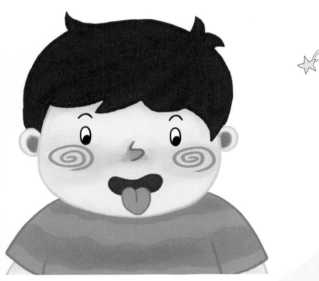

我们可以有意识地对舌头的活动加以控制。

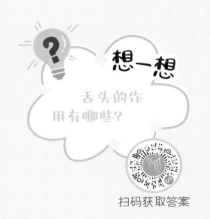

想一想

舌头的作用有哪些？

扫码获取答案

画重点

大脑皮层神经中枢控制舌体肌肉的舒张、收缩运动，舌头上的神经很发达，这使得舌头能够灵活地做各种动作。

舌头为什么能分辨食物的味道？

棒棒糖真甜！

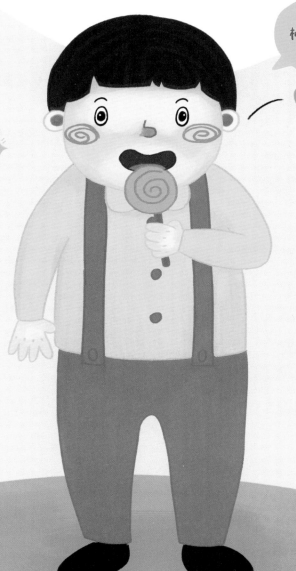

吃棒棒糖的时候，我们会感觉嘴里甜甜的；吃到一个酸橘子，我们又会被酸得挤眼睛。我们的舌头为什么能分辨食物的味道呢？

对着镜子伸出舌头，你会看见舌头上覆盖着一层细小的颗粒，它们叫作"舌乳头"。

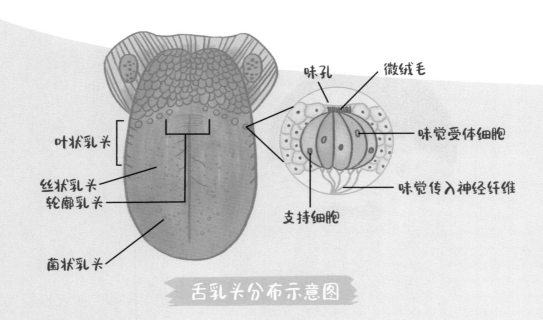

叶状乳头

丝状乳头

轮廓乳头

菌状乳头

味孔　微绒毛

味觉受体细胞

味觉传入神经纤维

支持细胞

舌乳头分布示意图

舌乳头包括菌状乳头、轮廓乳头、叶状乳头和丝状乳头，前三种舌乳头上大约分布有 8000 到 10000 个叫作"味蕾"的味觉感受器。

它们可以检测食物的味道，也被称为"味乳头"。

当我们吃东西时，口腔中会分泌出大量的唾液，食物在唾液中分解，刺激舌头表面的味蕾。接着，味蕾上的味觉受体细胞通过神经感觉系统将味觉信号传导到大脑的味觉中枢。最后，经过大脑中枢系统的综合分析，我们就能知道自己吃的食物是什么味道了。

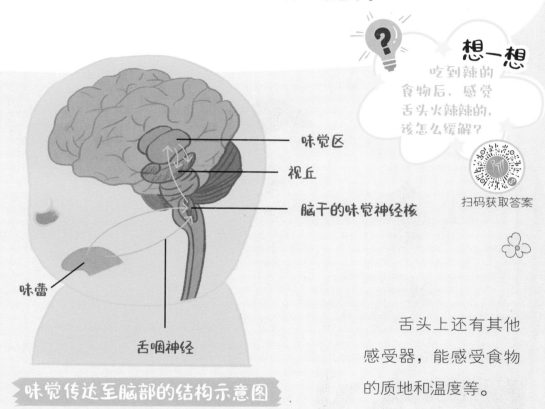

味觉区

视丘

脑干的味觉神经核

味蕾

舌咽神经

味觉传达至脑部的结构示意图

想一想
吃到辣的食物后，感觉舌头火辣辣的，该怎么缓解？

扫码获取答案

舌头上还有其他感受器，能感受食物的质地和温度等。

画重点

食物的味道是由舌头上的味蕾分辨出来的。味蕾上的味觉受体细胞受到刺激后，通过神经感觉系统将味觉信号传导到大脑的味觉中枢，由大脑中枢系统分析后，告诉我们食物是什么味道。

爸爸为什么会长扎人的胡子？

爸爸亲我们的时候，总会有扎人的胡子摩擦我们的小脸蛋。为什么爸爸有胡子，而妈妈没有呢？

因为爸爸是男性，男性的身体里有一种能使他们长出胡子的东西，叫雄性激素。

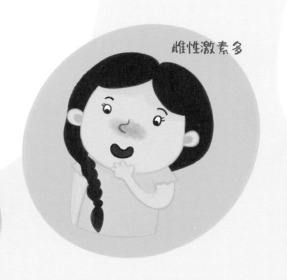

雌性激素多

而妈妈是女性，身体里雌性激素占绝对优势，雄性激素数量非常少，不足以使脸部的毛囊长出浓密粗硬的胡子。

男性在进入青春期之前，体内雄性激素很少，因此与女性在体征上的差别不大，一般不会长胡子。

但当男性进入青春期后，身体里的雄性激素分泌旺盛，就出现了第二性征。长胡子是男性第二性征中的一个表现。

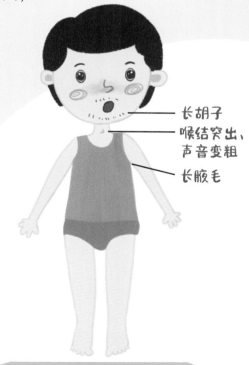

长胡子
喉结突出、声音变粗
长腋毛

男性第二性征示意图

胡子多数生长于男性上唇、下巴和面颊上，也有长到两腮或者脖子上的。

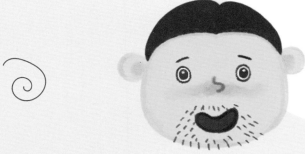

胡子的粗细和数量与雄性激素含量、遗传因素以及皮肤毛囊的分布情况相关。

因为每个人的雄性激素含量、遗传因素和毛囊分布会有差异，所以胡子的浓密程度和分布也因人而异。

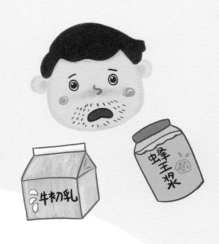

想一想

2岁的小男孩儿长出胡子正常吗？

扫码获取答案

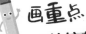 **画重点**

爸爸身体里的雄性激素多，所以会长胡子。

为什么跌倒后容易骨折？

我们若是不小心从高处跌下来，会下意识地用手支撑身体，这样可能导致手臂骨折；如果是腿直接接触地面，则可能造成腿部骨折。

当我们骑自行车不小心摔倒时，也容易使肩膀和胸廓间的锁骨骨折。

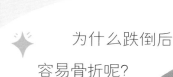

为什么跌倒后容易骨折呢？

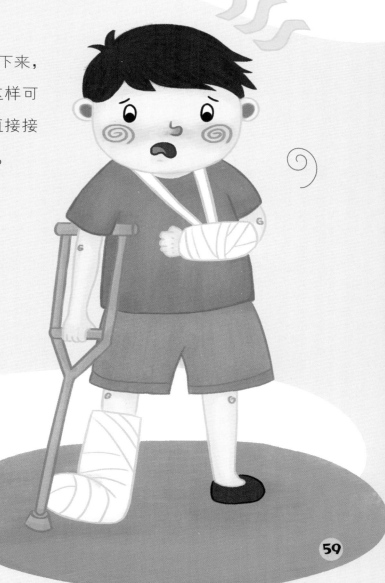

59

骨折一般是外力导致的，比如我们摔倒或者受到撞击，撞击力超过我们骨头所能承受的强度，就会发生骨折。

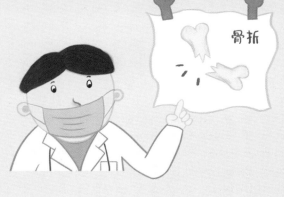

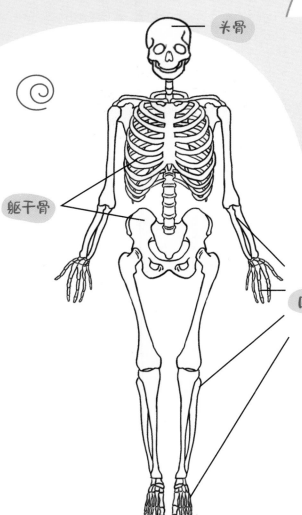

头骨

躯干骨

四肢骨

人体骨骼示意图

需要注意的是，如果骨质出现问题，比如有的人患有严重的骨质疏松，骨头就变得没有那么坚硬和有韧性了，稍用力活动或者发生轻微的碰撞，就容易骨折。

我们的身体是由骨架支撑的，身体里的器官也是由骨架保护的。

所以，当身体的某一部位出现骨折，除了巨大的疼痛，还有可能损伤内脏器官，造成严重的运动障碍。

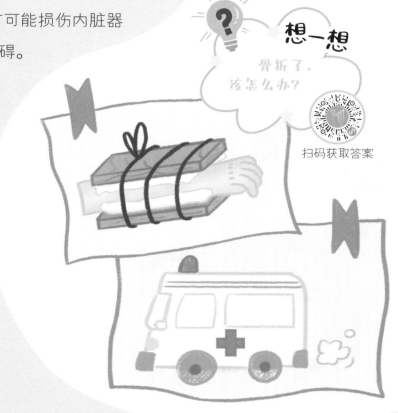

想一想

骨折了，该怎么办？

扫码获取答案

严重的骨折可以从外观上辨别出来，但是对于一般的骨折，肉眼是比较难判断出来的。

在跌倒后，如果伤处出现肿胀、疼痛和无法活动的情况，可能就是骨折了。这时候，一定要告诉大人并及时看医生。

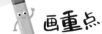

画重点

跌倒时，骨头如果承受不了外力的撞击，就会出现部分或完全断裂，发生骨折。这时候，我们会感觉到疼痛，受伤部位的活动也会受到限制。

走路时，我们为什么要摆动双臂？

人在走路的时候，一般是右脚向前迈的同时，左手臂向前摆动；左脚向前迈的同时，右手臂向前摆动。

那么，为什么双臂会这样随着双脚摆动呢？

走路时手臂不由自主地配合双脚前后摆动，有一个重要的作用——保持身体平衡。

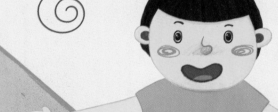

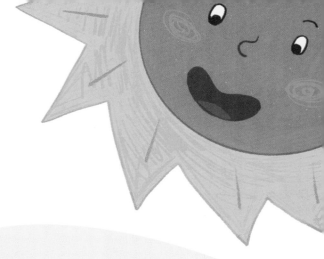

我们可以尝试一下，当右脚向前迈的时候，向前摆动同侧的右手臂；同样当左脚向前迈的时候，向前摆动同侧的左手臂，会发生什么情况呢？哈哈，是不是走不稳啦？这种走路的状态，我们一般称为"同手同脚"。

当我们行走时，身体会产生自然的晃动，这种晃动带动手臂像钟摆一样运动，有助于行走的协调，同时减小身体整体的晃动幅度。

而且我们走路是需要消耗能量的。

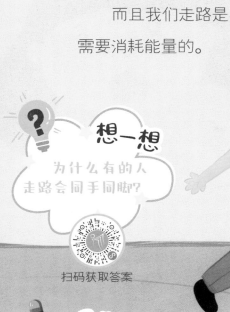

想一想

为什么有的人走路会同手同脚？

扫码获取答案

研究发现，走路时，保持手臂不动要比正常摆动双臂多消耗约12%的能量，因此双臂跟随双脚摆动是节省体力的选择。

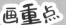 **画重点**

人们走路时之所以要摆动双臂，一是为了保持身体的平衡，二是为了节省体力。

63

吃饭时，你习惯用哪只手？

回忆一下，你平时吃饭的时候，是习惯用左手拿筷子还是右手拿筷子？

生活中，大多数人习惯用右手做事。但也有一些人习惯用左手吃饭、写字和工作。

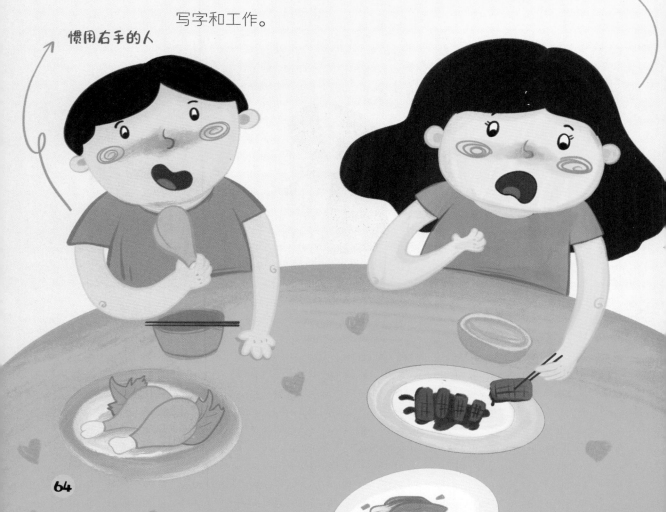

惯用右手的人

惯用左手的人

大约每十个人里面，就会有一个人习惯用左手。

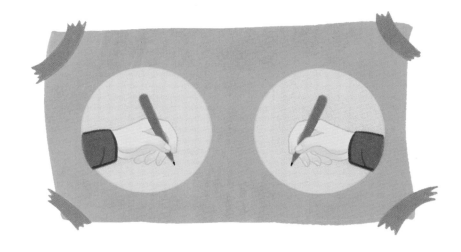

科学研究证明，人的用手习惯可能与遗传基因有关。

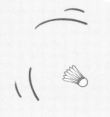

如果父母习惯用右手，用右手的习惯可能会随着遗传基因传给下一代。

如果父母习惯用左手，那么习惯使用左手的基因可能就会遗传给下一代。

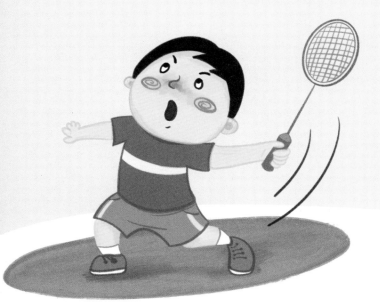

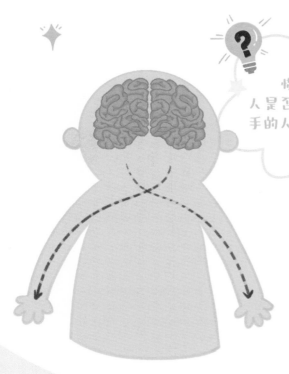

想一想

惯用左手的人是否比惯用右手的人更聪明?

扫码获取答案

除了遗传因素，用手习惯也受生活环境的影响。如果身边的人都使用左手，那么，孩子使用左手的概率也会更高。

惯用左手不是疾病，并不需要特别纠正。

但由于大多数人使用右手，生活中的很多工具和设备都是为使用右手的人设计的，惯用左手的人在生活中会感到诸多不便。

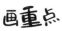

画重点

习惯使用左手或右手，大多是基因和环境共同作用的结果。

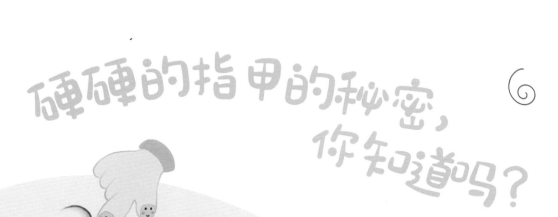

硬硬的指甲的秘密，你知道吗？

我们的指尖上有很多能感受物体冷热、软硬的神经末梢，这些神经末梢非常脆弱，很容易受到损伤。

为了保护指尖部位的神经不受损伤，手指末端的皮肤衍生出紧密而坚实的角化皮层，也就是我们的指甲。

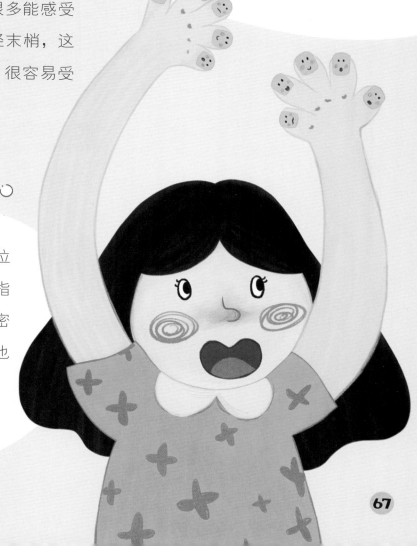

指甲每个月会生长 3 毫米左右。那么，
为什么我们的指甲能够不停地生长呢？

指甲能不停地生
长，甲基和甲根这两个
部位功不可没！

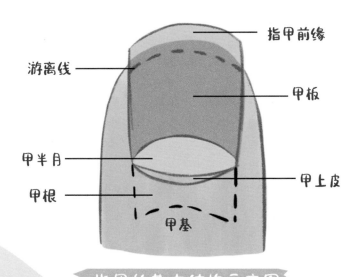

指甲前缘

游离线

甲板

甲半月

甲上皮

甲根

甲基

指甲的基本结构示意图

甲基位于指甲根
部，能不断产生组成
指甲的角蛋白细胞。

甲根位于皮肤下面，比较薄软。
甲根以新产生的角蛋白细胞推动老
细胞向外生长，促进指甲的更新。

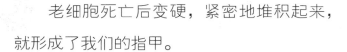

老细胞死亡后变硬，紧密地堆积起来，
就形成了我们的指甲。

新的角蛋白细胞不断产生，推动老细胞不断往外生长，所以我们的指甲也就能够像树木一样不停地生长了。

指甲是由死亡的角蛋白细胞堆积而成的，本身没有什么知觉，再加上指甲上没有神经细胞，因此指甲被剪断的时候，我们不会感觉到疼痛。

画重点

硬硬的指甲可以保护我们指尖部位的神经不受损伤。指甲是死亡的角蛋白细胞堆积而成的，所以人剪指甲时不会感到疼痛。

病菌、污垢

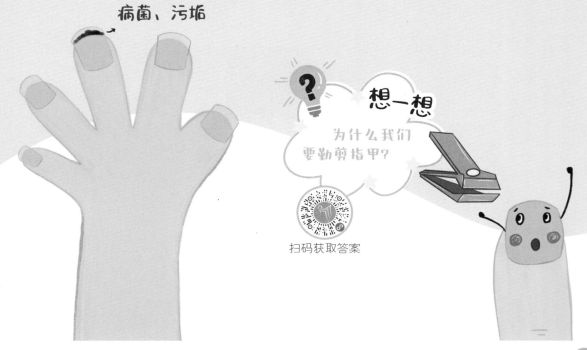

想一想

为什么我们要勤剪指甲？

扫码获取答案

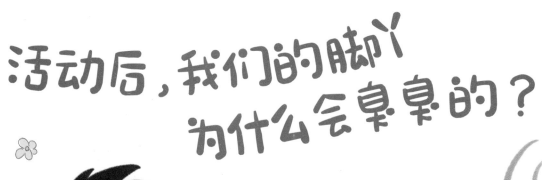

活动后，我们的脚丫为什么会臭臭的？

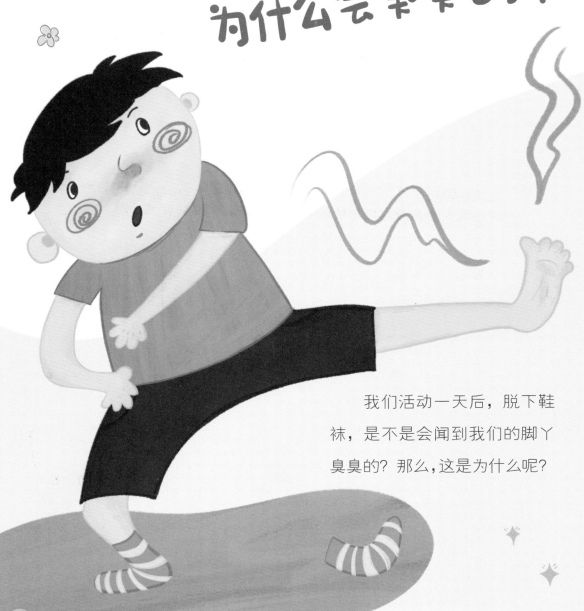

我们活动一天后，脱下鞋袜，是不是会闻到我们的脚丫臭臭的？那么，这是为什么呢？

首先，我们脚心的汗腺非常丰富，每平方厘米大约有 620 个汗腺，比身体其他部位的汗腺要密很多。

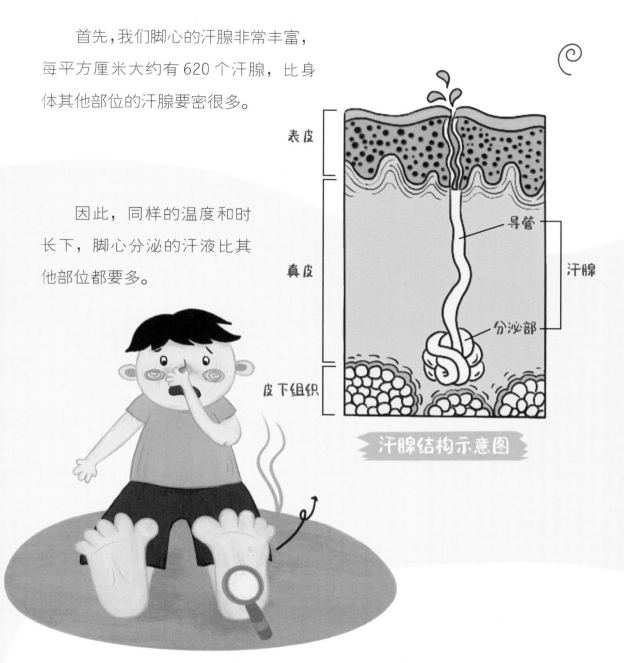

表皮

导管

汗腺

真皮

分泌部

皮下组织

汗腺结构示意图

因此，同样的温度和时长下，脚心分泌的汗液比其他部位都要多。

其次，在密闭的鞋内，空气长时间无法流通，再加上脚心出汗，使得鞋里变得潮湿。

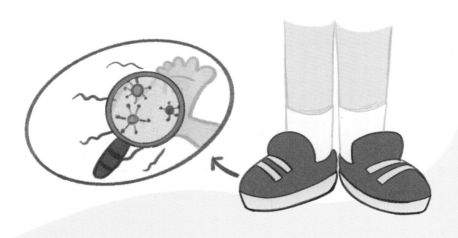

　　这种潮湿的环境特别适合细菌生长，脚上汗一多，细菌就开始大量繁殖，并分解皮肤的角质蛋白，分解产生的各种代谢物浓度过高时，就会散发出一种臭臭的味道。

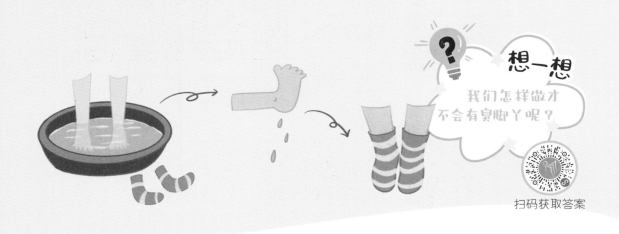

想一想

我们怎样做才不会有臭脚丫呢？

扫码获取答案

✏️ 画重点

　　脚心的汗腺丰富，当鞋里温暖潮湿时，脚上的细菌大量繁殖，形成含有臭味的各种代谢物。当这些代谢物浓度过高时，我们就会闻到一股臭脚丫味。

我们为什么长得像爸爸妈妈？

看看镜子里的自己，再看看身边的爸爸妈妈，你会发现，你的肤色深浅、眼睛大小、鼻子高低等，很多地方都与爸爸妈妈有着惊人的相似之处。那么，这是为什么呢？

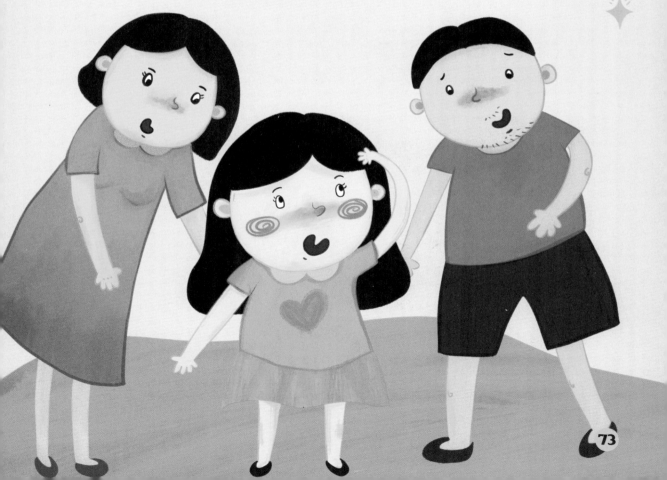

这要从宝宝的由来讲起。当众多精子与卵子相遇，只有一个精子能够与卵子结合形成受精卵。受精卵逐渐发育成胚胎，并在妈妈的肚子里成长为一个小生命。

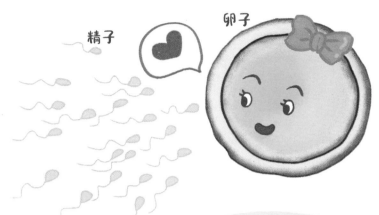

精子含有 23 条染色体，携带的是父亲的遗传物质；卵子也含有 23 条染色体，携带的是母亲的遗传物质。

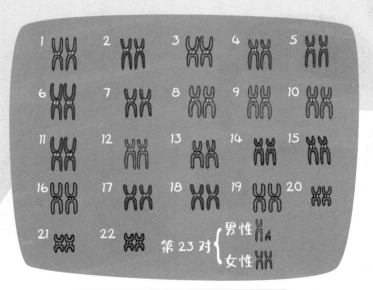

正常的染色体分组示意图

精子和卵子结合形成受精卵，染色体互相组成对，变成 46 条（23 对）染色体。

每条染色体上有大量的基因。这些基因带着一个个指令，有的是关于身高的指令，有的是关于头发颜色的指令，还有的是关于单眼皮或双眼皮的指令等。

父母通过精子、卵子的结合，把基因信息遗传给孩子，所以，我们会长得像爸爸妈妈。

但基因这么多，配成了不同的染色体结构，所以孩子跟父母不完全一样，长成了既像爸爸妈妈，但又有自己特点的新个体。

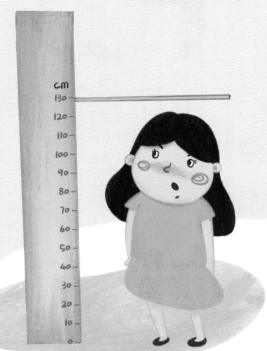

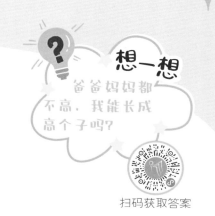

想一想

爸爸妈妈都不高，我能长成高个子吗？

扫码获取答案

✏️ **画重点**

从父母那里遗传的基因信息决定一个人的外貌和生理结构，所以我们长得既像父母，但又不完全像父母。

为什么肚子的中间会有个肚脐？

为什么我们肚子的中央会有一个肚脐？要回答这个问题，得从脐带说起。

脐带是连接胎儿和妈妈的一条生命带。胎儿在妈妈肚子里不用自己吃饭、呼吸，所需要的氧气、营养物质等都会通过脐带输送。

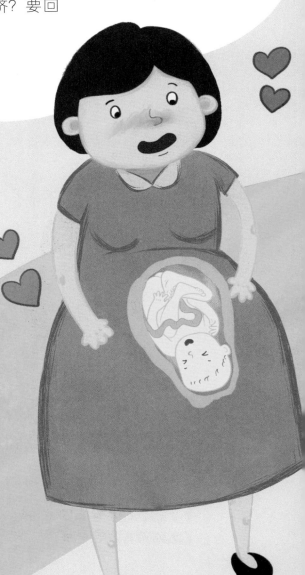

同时，胎儿排泄的二氧化碳等废弃物质也会通过脐带输送给妈妈，然后通过妈妈的身体排出。

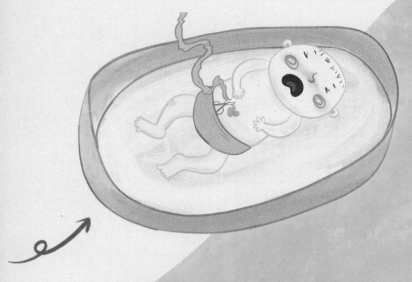

而当宝宝出生，成为一个独立的个体后，就可以像妈妈一样通过呼吸系统呼吸，消化系统消化、吸收，泌尿系统排泄。

这时候，脐带就失去了存在的意义。因此，宝宝一出生，医生就会将脐带剪断。

几天后，宝宝肚子上残留的脐带脱落，留下一个圆圆的凹陷，这就是我们肚子上的肚脐。

 想一想

肚脐可以抠吗？

扫码获取答案

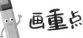 **画重点**

肚脐是脐带脱落后留下的疤痕，它原本是胎儿补充营养与代谢废物的通道。

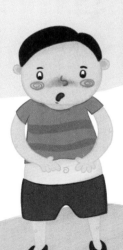

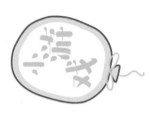

身体构造大探密

眉毛的作用是什么？
（答案见第 15 页）

我们要怎样保护眼睛？
（答案见第 18～19 页）

我们的嘴唇为什么是红红色的？
（答案见第 43 页）

头发的颜色是由什么决定的？
（答案见第 10 页）

耳朵的作用是什么？
（答案见第 36 页）

为什么捏紧鼻子就闻不到气味了？
（答案见第 34 页）

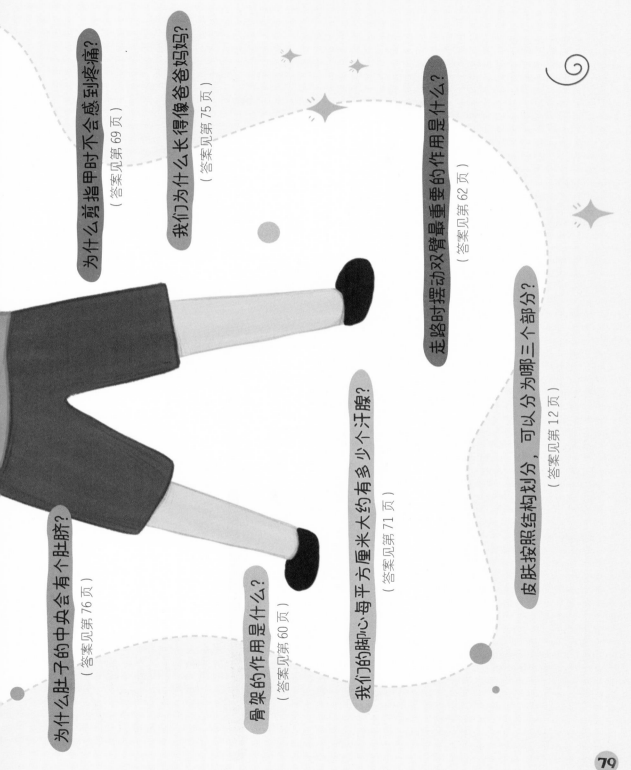

为什么剪指甲时不会感到疼痛？
（答案见第 69 页）

我们为什么长得像爸爸妈妈？
（答案见第 75 页）

走路时摆动双臂最重要的作用是什么？
（答案见第 62 页）

为什么肚子的中央会有个肚脐？
（答案见第 76 页）

骨架的作用是什么？
（答案见第 60 页）

我们的脚心每平方厘米大约有多少个汗腺？
（答案见第 71 页）

皮肤按照结构划分，可以分为哪三个部分？
（答案见第 12 页）

图书在版编目（CIP）数据

身体的秘密我知道 . 有趣的身体构造 / 李云海著；梦堡文化绘 . — 郑州：海燕
出版社，2023.1

ISBN 978-7-5350-8968-7

Ⅰ . ①身… Ⅱ . ①李… ②梦… Ⅲ . ①人体 - 少儿读物 Ⅳ . ① R32-49

中国版本图书馆 CIP 数据核字（2022）第 219249 号

身体的秘密我知道 有趣的身体构造
SHENTI DE MIMI WO ZHIDAO YOUQU DE SHENTI GOUZAO

出 版 人：董中山	出版统筹：李 雅
选题策划：李道魁	美术编辑：韩 青
项目统筹：韩 青	责任校对：李培勇 王 达 屈 曜
责任编辑：付会娟	责任印制：邢宏洲
特约编辑：薛诗浩 熊津津	装帧设计：梁恺悦

出版发行　海燕出版社

地址：郑州市郑东新区祥盛街 27 号　邮编：450016

网址：www.haiyan.com

发行热线：400 659 7013

印　　刷：洛阳和众印刷有限公司

开　　本：787 毫米 × 1092 毫米　1/16

印　　张：21

字　　数：420 千字

版　　次：2023 年 1 月第 1 版

印　　次：2023 年 1 月第 1 次印刷

定　　价：168.00 元（全四册）

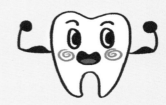

如发现印装质量问题，影响阅读，请与我社发行部联系调换。

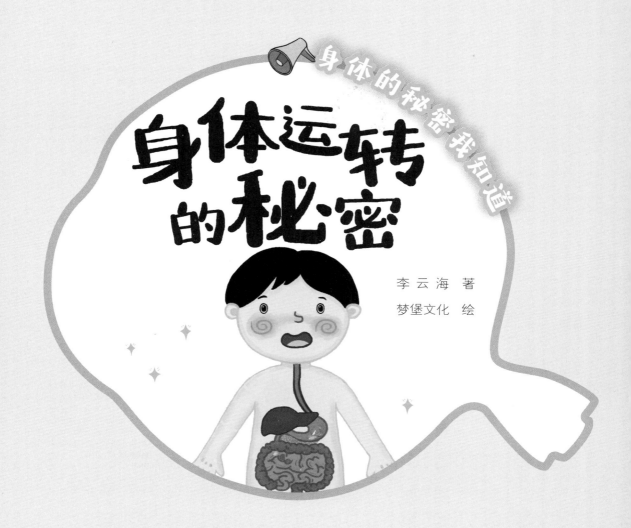

身体的秘密我知道

身体运转的秘密

李云海 著

梦堡文化 绘

海燕出版社

·郑州·

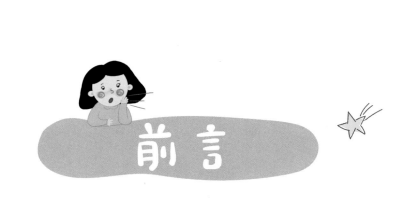

前 言

　　关于身体构造的秘密，我们在《身体的秘密我知道 有趣的身体构造》一书中已经找到了答案。而随着我们对身体认知的不断加深，我们又会产生新的好奇：大脑为什么是人体的"总司令"？饿的时候，肚子为什么会"咕噜咕噜"响？早上睡醒后，我们为什么经常会急着想要小便？

　　甚至有时候我们还会脑洞大开：睡觉的时候，大脑"关机"了吗？为什么我们不能像鱼一样生活在水里？为什么我们平时不用嘴巴呼吸……

　　面对这些五花八门的问题，我们要从身体器官及其运转的原理中寻找答案。大脑、心脏、消化道、肺脏、肝脏、肾脏、膀胱等，都是我们身体的重要组成部分。它们互相配合，维持着人体日常的运转。

　　大脑能控制我们的行动，所以被称作人体的"总司令"；肚子"咕噜咕噜"响，是饥饿时胃部收缩发出的声音；睡觉的时候，大脑还是会不断地运作，只是没有白天那么活跃；至于为什么我们不能像鱼一样生活在水里，则与人和鱼的呼吸器官不同有关……

　　怎么样，是不是很神奇？我们的身体就像一台精密的机器，日夜不停地运转着。而这些与身体运转有关的秘密，都藏在《身体的秘密我知道 身体运转的秘密》这本书中。

关于身体这台机器运转的秘密，你想知道更多吗？快来这本书中寻找答案吧！

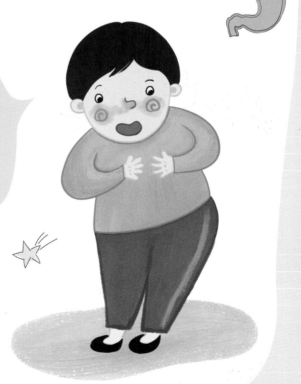

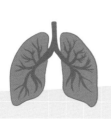

目录

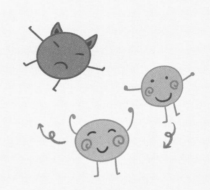

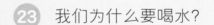
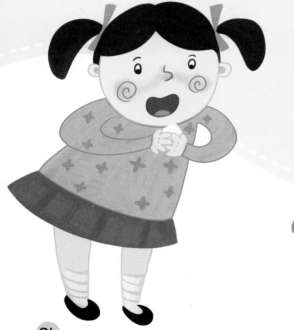

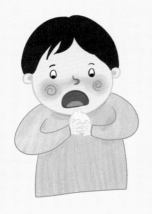

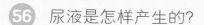

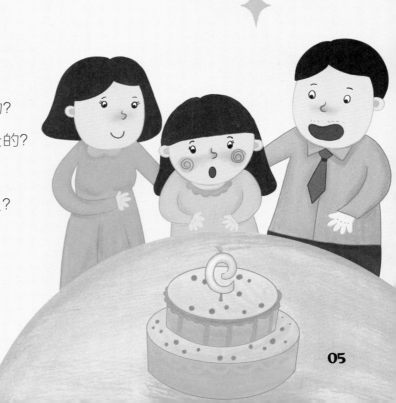

大脑为什么是人体的"总司令"？

当吃到滚烫的食物时，我们会立即把它吐掉。这是因为大脑接收到神经传来的"食物很烫"的信号，并发出了"马上吐掉"的指令，从而避免了我们的口腔被食物烫伤。

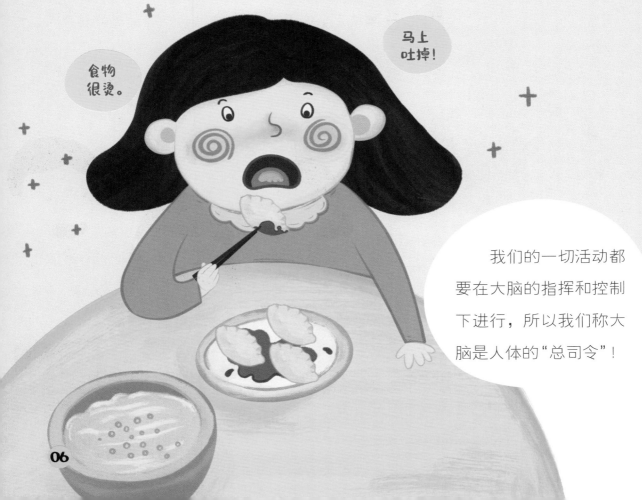

我们的一切活动都要在大脑的指挥和控制下进行，所以我们称大脑是人体的"总司令"！

脑组织非常发达，分为端脑、小脑、间脑和脑干等部分，由神经纤维将这些部分连接为一个整体。

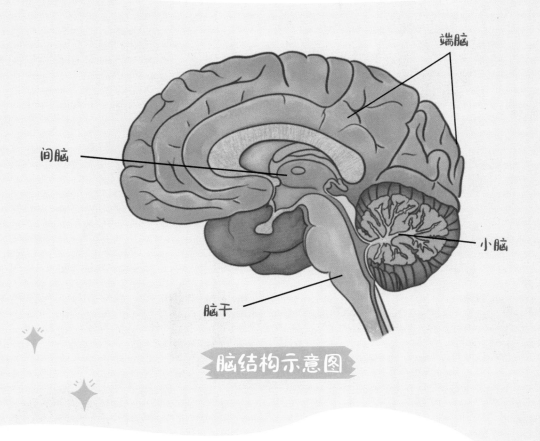

端脑

间脑

小脑

脑干

脑结构示意图

端脑又分为左、右两个半球，左半球管理着右边的身体，右半球管理着左边的身体。

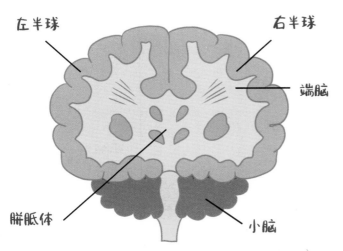

左半球

右半球

端脑

胼胝体

小脑

脑冠状切面示意图

左、右半球由一个叫作"胼胝体"的组织连接，胼胝体负责两个半球间信息的传输。

想一想

大脑的重量会随着年龄的增长而变化吗？

扫码获取答案

左、右半球在分工上也有所区别，左半球主管语言（听、说、读、写），逻辑推理和计算等；右半球主管音乐、美术、空间、图形和视觉记忆等。

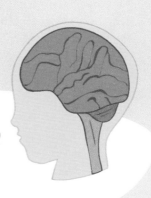

画重点

大脑控制着我们身体的一切自主活动，包括运动、说话、阅读、思考等，是人体的"总司令"。

只要努力，大脑就会变聪明吗？

每个人天生的聪明程度是不一样的，是不是后天足够努力，大脑就会变聪明呢？

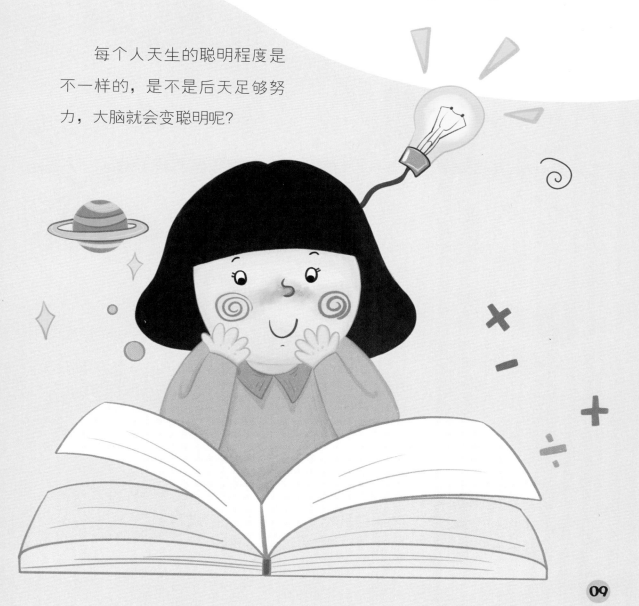

答案是肯定的！因为科学证明，人是否聪明和脑神经连接网络的发达与否有很大关系。

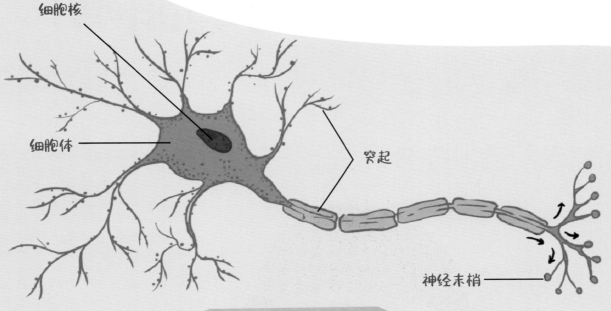

细胞核

细胞体

突起

神经末梢

神经元结构示意图

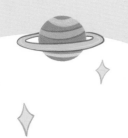

人的脑神经就像是一张"蜘蛛网"，数以百亿甚至千亿计的"神经元"通过突起连接在一起，形成复杂的网络结构。

这个网络连接越发达，活跃度越高，人就会越聪明。长期的学习和思考，可以使大脑网络更发达，脑神经的连接更密切，从而让我们更聪明。

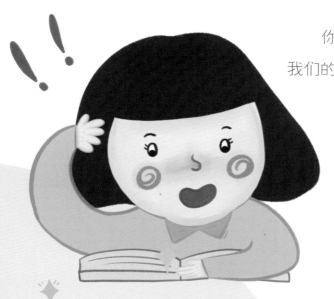

你可能会问，如果经常用脑，那么，我们的脑细胞会不会用完啊？

不用担心，科学家研究发现，人类大脑皮层的神经细胞非常多，大约有 140 亿个。而我们一生中经常用到的脑神经细胞只占总量的 10% ～ 20%。虽然脑细胞也会死亡，但学习、思考等大脑活动可以促进新的脑细胞产生。

所以，脑细胞并不会因为我们经常用脑而用完，善于思考、思维活跃的人的脑细胞会比懒得用脑的人的脑细胞更活跃，更不容易衰退。

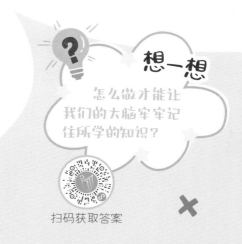

想一想

怎么做才能让我们的大脑牢牢记住所学的知识？

扫码获取答案

画重点

脑神经网络越发达，人就越聪明。孩子的聪明程度是可以通过后天的努力来提高的，越努力越聪明哟！

睡觉的时候，大脑"关机"了吗?

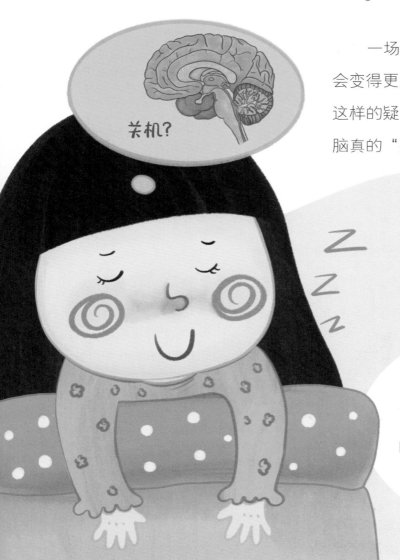

关机?

一场好觉之后，我们的大脑一般会变得更加清醒。不过，你可能会有这样的疑问：当我们睡觉的时候，大脑真的"关机"了吗?

如果大脑真的"关机"了，那么，为什么我们睡觉时会做梦呢?

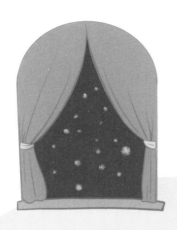

睡觉的时候，我们的大脑和身体会自动切换成"夜间模式"，放慢运转节奏，这样我们起床时才能精神满满。但是睡觉时，我们的大脑并没有完全停止工作。

人的睡眠存在着一个生物钟，在 90 ～ 100 分钟的时间里，我们会经历一个包含 4 个不同阶段的周期，这 4 个阶段分别是入睡期、浅睡期、深睡期和快速眼动期。我们一晚上会经历 4 ～ 5 个这样的周期。

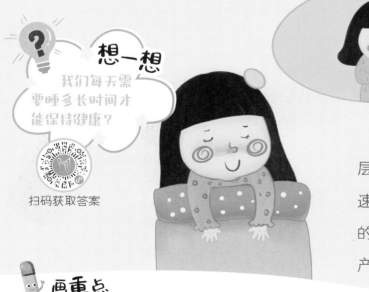

想一想

我们每天需要睡多长时间才能保持健康？

扫码获取答案

当我们睡着时，大脑皮层并没有休息，特别是在快速眼动期，与记忆存储相关的脑细胞相当活跃，因此会产生梦境。

画重点

睡觉的时候，大脑还是会不断地运作，只是没有白天那么活跃。

人为什么会产生不同的情绪?

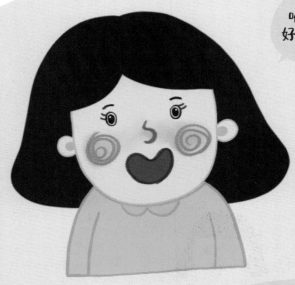

哈哈哈,
好开心呀!

开心的时候,我们会满脸笑容;生气的时候,我们会满脸不悦;伤心的时候,我们会皱着眉头,甚至可能会咧着嘴巴大哭一场。

真是太过分了!

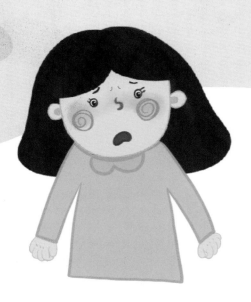

开心、生气、伤心被称为情绪。那么,人为什么会产生不同的情绪呢?

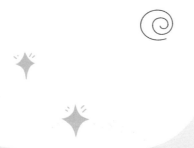

情绪，是对外界刺激所产生的心理反应，还附带有生理的变化。当面对不同情境或受到不同刺激时，我们便会产生不同的情绪。

当情绪发生变化的时候，我们的身体也会相应地发生变化。比如，我们在紧张时会心跳加快，血流加速，呼吸急促。

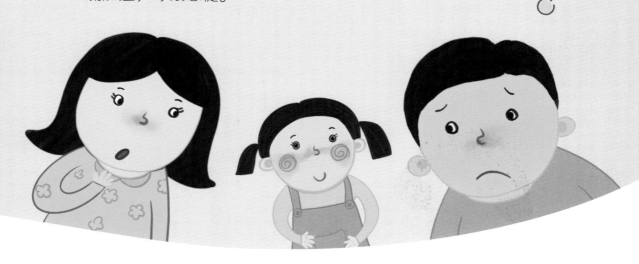

情绪表现在脸上，就有了面部表情。高兴时眉头外展、嘴角上翘，伤心时眉头紧锁、嘴角低垂，这些面部表情是我们表达情绪时面部的肌肉变化。

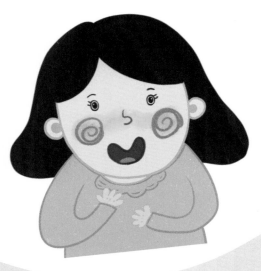

面部表情能精确地表达不同的情绪，所以我们观察一个人的情绪变化时主要是观察他的面部表情。

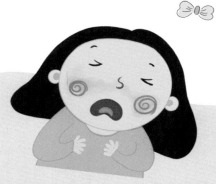

当然，面部以外的其他部位的动作（如手势、身体姿势等）也能表达情绪，比如用捶胸顿足表达懊恼，用手足无措表达慌张。

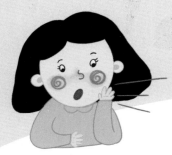

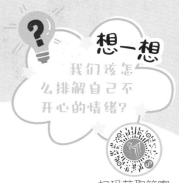

想一想

我们该怎么排解自己不开心的情绪？

扫码获取答案

画重点

情绪是人对外界刺激所产生的心理反应，受到不同刺激时，我们会产生不同的情绪，身体也会发生相应的变化。

我们为什么要吃东西?

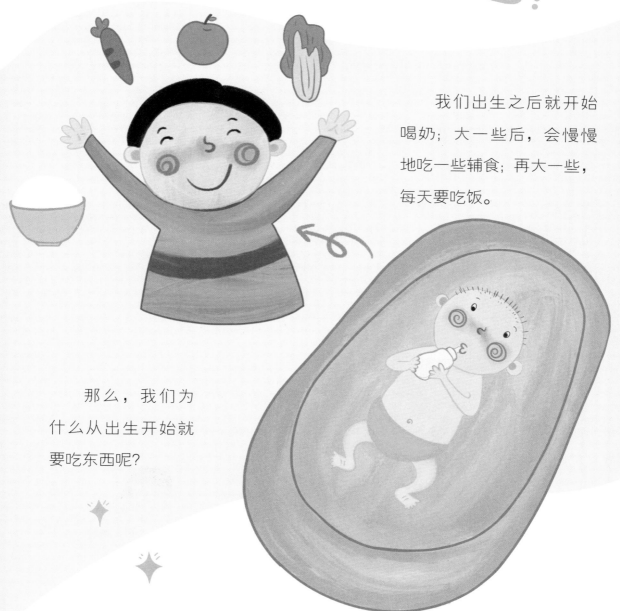

我们出生之后就开始喝奶；大一些后，会慢慢地吃一些辅食；再大一些，每天要吃饭。

那么，我们为什么从出生开始就要吃东西呢？

说话、学习、运动……我们日常进行的每项活动都需要消耗能量。即便静止不动，我们也需要能量来维持呼吸、心跳等基本的生命活动。

除此之外，我们的肌肉、头发、指甲等的生长，也需要营养物质。我们需要的这些能量和营养物质从哪里来呢？当然从食物中来了！

那么，我们吃的食物又是怎么转化成维持人体生命活动的能量的呢？这就涉及身体对食物的消化和吸收。我们的身体能消化、分解食物中复杂的营养成分，把它们变成人体需要的能量。

例如，碳水化合物（如米、面等）会在消化道内被分解成葡萄糖等单糖，被细胞吸收，为人体提供能量。

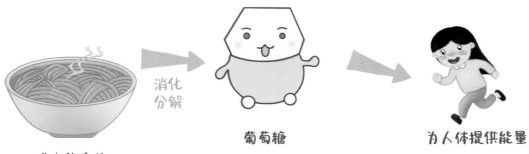

碳水化合物　　消化分解　　葡萄糖　　为人体提供能量

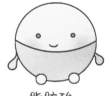

脂肪

消化分解

脂肪酸 甘油

脂肪会被分解成脂肪酸和甘油，为人体提供能量。

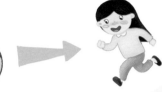

为人体提供能量

蛋白质经由人体消化吸收后被分解成单个的氨基酸。氨基酸经过一系列转化后，为人体提供能量。

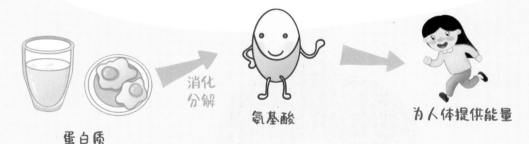

蛋白质

消化分解

氨基酸

为人体提供能量

因此，日常饮食营养均衡，有助于维持人体的生命活动，促进身体的生长发育。但我们也要避免暴饮暴食哟！

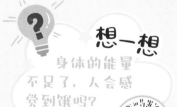

想一想
身体的能量不足了，人会感觉到饿吗？

扫码获取答案

画重点

食物进入身体被消化分解，为身体提供能量，这些能量维持着人体的生命活动并促进身体的生长发育。

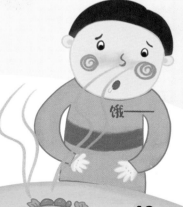

饿——

为什么有时候不吃早饭，头会晕晕的？

我们如果没吃早饭就去上学，到了第三四节课时，可能会感觉头晕，全身无力。这是我们太长时间没吃东西，血糖过低导致的。

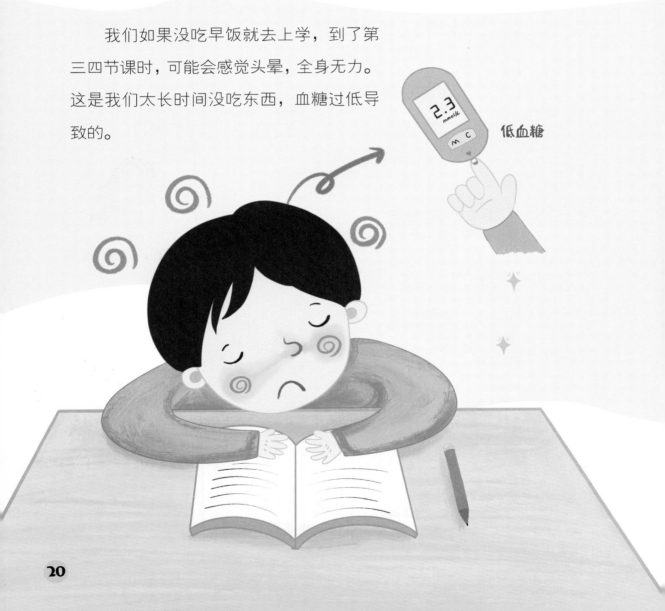

2.3 mmol/L

低血糖

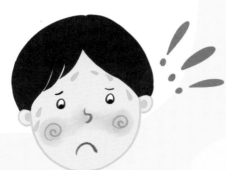

头晕是低血糖最典型的症状。糖类物质在人体中的作用是为各个系统提供能量，尤其是为大脑提供能量。

血糖低的时候，能量和营养成分供给不足，会使大脑短暂地缺血缺氧，所以容易使人头晕。

如果我们长时间不吃东西，体内的营养耗尽后，血糖浓度会越来越低。若正常空腹血糖值低于 2.8 毫摩尔 / 升，则为低血糖。

低血糖时还会出现饥饿、心悸、出汗等症状，严重的还可能导致精神失常、惊厥、昏迷，乃至死亡。

那么，食物和血糖之间又有什么关系呢？

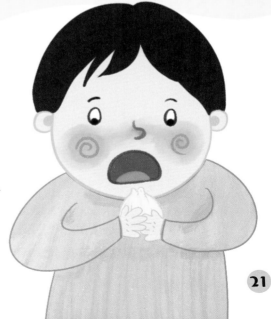

食物中的葡萄糖来到小肠，被人体吸收到血液中，人体内的血糖就会迅速升高。这会刺激身体的胰腺器官分泌大量胰岛素，帮助葡萄糖进入我们的身体细胞。

胰岛素的分泌，可使血糖处于相对稳定的水平。

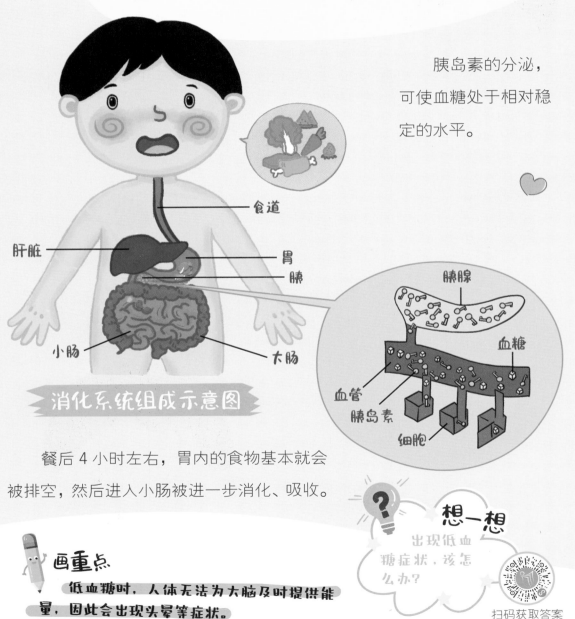

食道

肝脏

胃

胰

小肠

大肠

消化系统组成示意图

胰腺

血糖

血管

胰岛素

细胞

餐后 4 小时左右，胃内的食物基本就会被排空，然后进入小肠被进一步消化、吸收。

想一想

出现低血糖症状，该怎么办？

扫码获取答案

画重点

低血糖时，人体无法为大脑及时提供能量，因此会出现头晕等症状。

我们为什么要喝水?

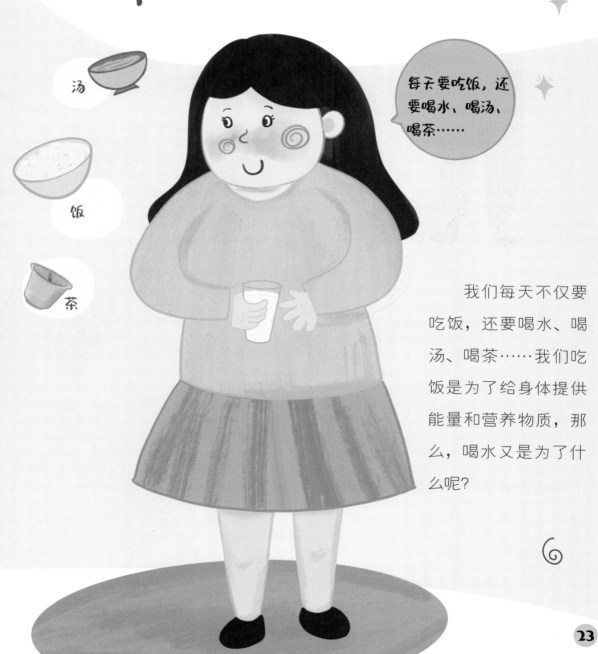

汤

饭

茶

每天要吃饭,还要喝水、喝汤、喝茶……

我们每天不仅要吃饭,还要喝水、喝汤、喝茶……我们吃饭是为了给身体提供能量和营养物质,那么,喝水又是为了什么呢?

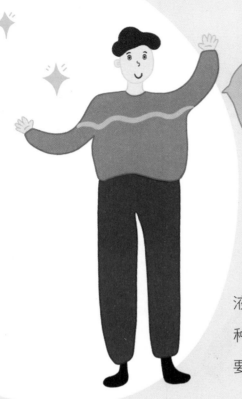

原来不是我重，而是我体内的水分比较多，哈哈！

要知道，水是人体内含量最多的物质，占成年人体重的60%～70%。喝水当然是为了补充身体所需的水分啦！

人体的血液、汗液、泪液、唾液、尿液等体液中含有大量的水分，人体的肌肉、肺、脑等各种组织和器官中也含有大量的水分，这些水分主要通过喝水获得。

当身体缺水时，我们往往会感到口渴，从而想去喝水。

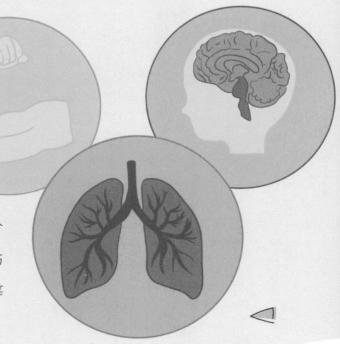

水是吸收、输送营养物质的介质，又是排泄废物的载体。水参与人体中食物的消化、吸收、运输等各个环节，对人的生命至关重要。

　　当人体失水量达到体重的 2% 时，我们会感到口舌发干；当失水量达到体重的 5% 时，除口舌发干，我们还会感觉烦躁不安；当失水量达到体重的 10% ～ 15% 时，我们可能会出现昏迷的症状；当失水量达到体重的 20% 时，甚至可能会有生命危险。

　　当我们生病去医院时，不管是感冒发烧，还是拉肚子，医生总会交代一句"回去以后要多喝水"，可见水对人体的重要作用。

回去以后要多喝水。

？　想一想

我们能用喝饮料代替喝水吗？

扫码获取答案

为什么我们的体形会不一样？

看一下，你的身边有没有一些小伙伴体形偏胖，一些又体形偏瘦呢？那么，人为什么会有胖瘦之分呢？

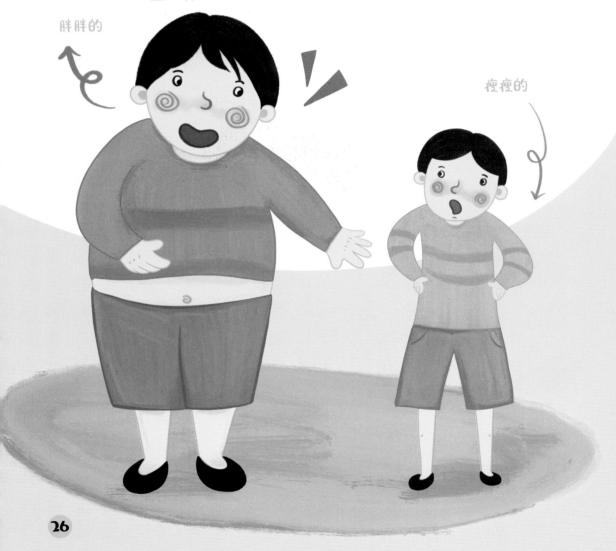

胖胖的

瘦瘦的

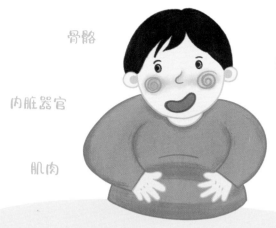

骨骼

脂肪

内脏器官

肌肉

从身体成分来看，我们的身体主要是由骨骼、肌肉、脂肪等组织及内脏器官组成的。

每个人的骨骼、内脏器官的大小形态是固定的，肌肉体积大小也是相对固定的，对体形的影响不大；对体形影响最大的因素就是人体脂肪的含量。

人有胖瘦之分主要是因为体内脂肪的体积大小不同。

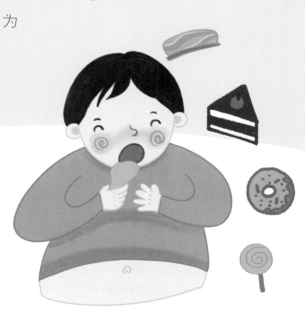

体形过胖多是由于糖类和高脂食物摄入过多而身体消耗较少，多余的能量储存在体内的脂肪细胞里。

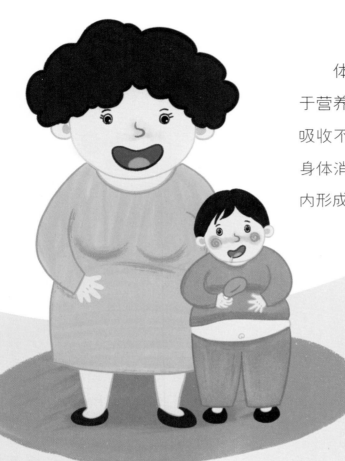

体形过瘦则是由于营养摄入不足或者吸收不好，能量只够身体消耗，无法在体内形成脂肪储存。

除了饮食，体形也跟基因遗传因素有关。如果父母有一方比较胖，子女变胖的概率达 40% ～ 50%；如果父母双方都胖，则子女变胖的概率还会更高。

还有一个原因，一家人往往有同样的生活习惯，如果都不爱运动，或者饭量都特别大，那么，一家人的脂肪堆积都越来越多，就都会变得越来越胖了。

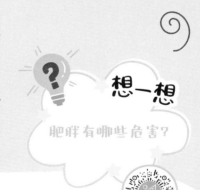

想一想

肥胖有哪些危害？

扫码获取答案

✏️ **画重点**
由于基因遗传、生活习惯等不同，每个人体内脂肪的堆积量也不同，所以有些人体形偏胖，有些人体形偏瘦。

骨骼为什么是人体的支架？

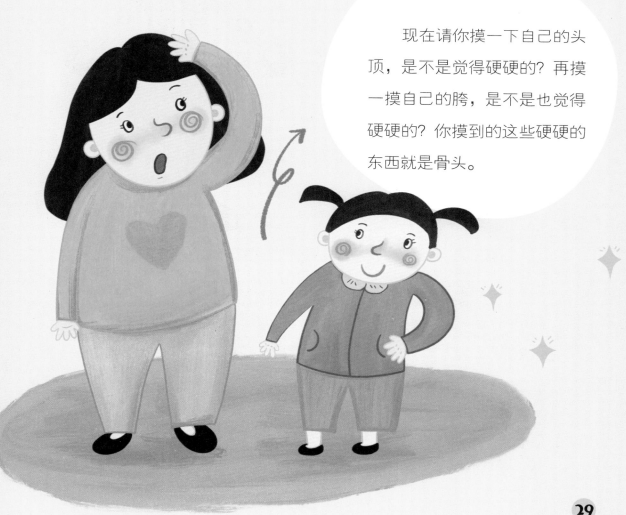

现在请你摸一下自己的头顶，是不是觉得硬硬的？再摸一摸自己的胯，是不是也觉得硬硬的？你摸到的这些硬硬的东西就是骨头。

身体里的各种骨头通过关节和韧带相连，组成了骨骼。

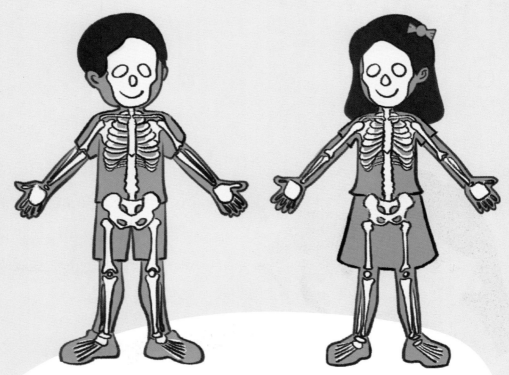

骨骼是我们身体的支架，起到支撑身体的作用。骨骼本身是不能运动的，骨骼的运动要靠肌肉的牵引和关节的转动。

坚固的骨骼可以很好地保护身体里的器官。比如，颅骨保护大脑；脊柱和肋骨、胸骨一起保护肺、心脏等内脏器官。

有些骨骼还是"大力士"，比如股骨，也叫"大腿骨"，它是人体中最长、最强壮的骨骼，可以支撑起全身的重量。

骨骼里能储存身体所需的钙、磷等矿物质，还有能造血的骨髓。

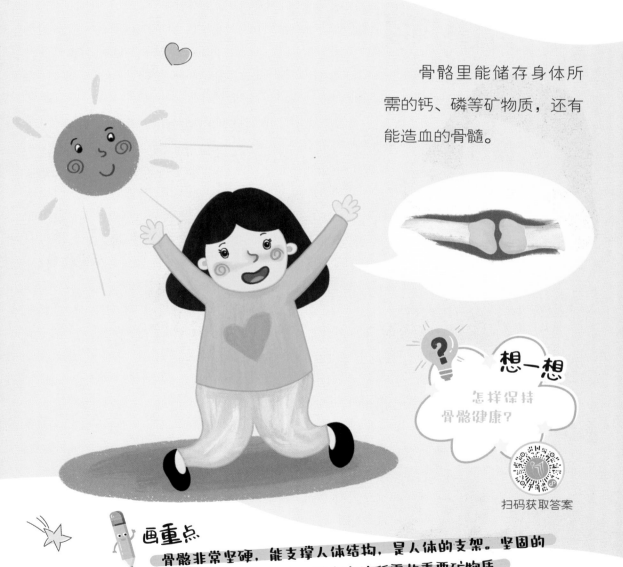

想一想

怎样保持骨骼健康？

扫码获取答案

画重点

骨骼非常坚硬，能支撑人体结构，是人体的支架。坚固的骨骼还能保护人体的器官，储存身体所需的重要矿物质。

骨头的数量会随着年龄的增长而发生变化吗?

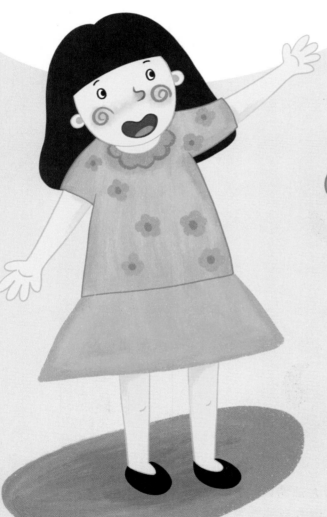

我们的身体里有各种形状和大小的骨头。

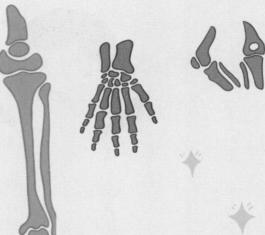

有的骨头又长又大,有的骨头又短又小,有的骨头是扁的,有的骨头是有弧度的……

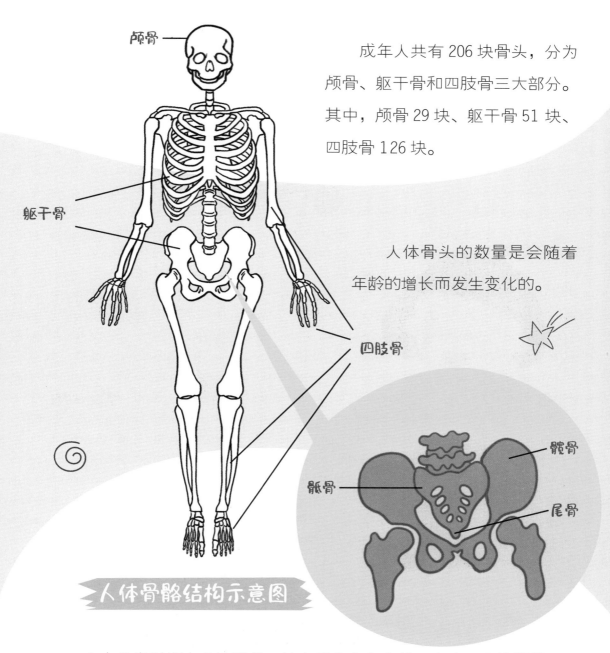

成年人共有 206 块骨头，分为颅骨、躯干骨和四肢骨三大部分。其中，颅骨 29 块、躯干骨 51 块、四肢骨 126 块。

颅骨

躯干骨

人体骨头的数量是会随着年龄的增长而发生变化的。

四肢骨

髋骨

骶骨

尾骨

人体骨骼结构示意图

人在儿童时期有 5 块骶骨，长大后会合为 1 块；有 4～5 块尾骨，长大后也会合为 1 块；还有 2 块髂骨、2 块坐骨和 2 块耻骨，成年后会合并成 2 块髋骨。

也有一些骨头是在人出生之后才逐渐出现并发育长大的。但一般来说，成年之后，人体的骨头总数就不再变化了。

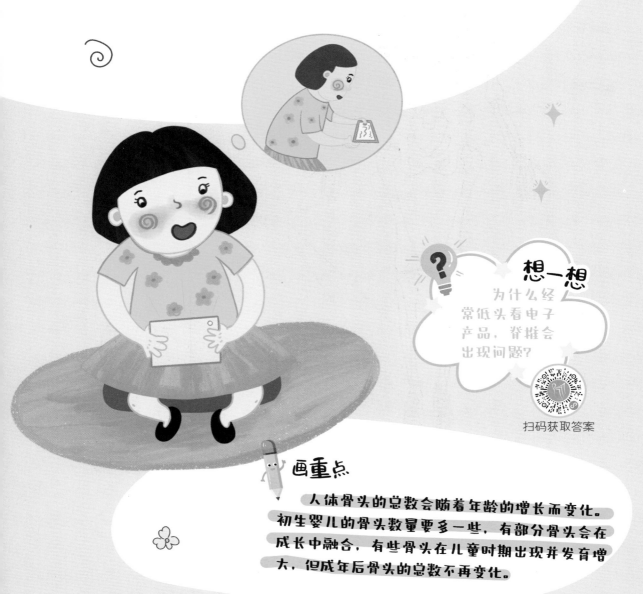

想一想

为什么经常低头看电子产品，脊椎会出现问题？

扫码获取答案

画重点

人体骨头的总数会随着年龄的增长而变化。初生婴儿的骨头数量要多一些，有部分骨头会在成长中融合，有些骨头在儿童时期出现并发育增大，但成年后骨头的总数不再变化。

为什么我们不能像鱼一样生活在水里？

在海洋馆，我们可以看到形形色色的鱼。看到鱼在水里自由自在地游来游去，我们不禁会想：我们能不能像鱼一样生活在水里呢？

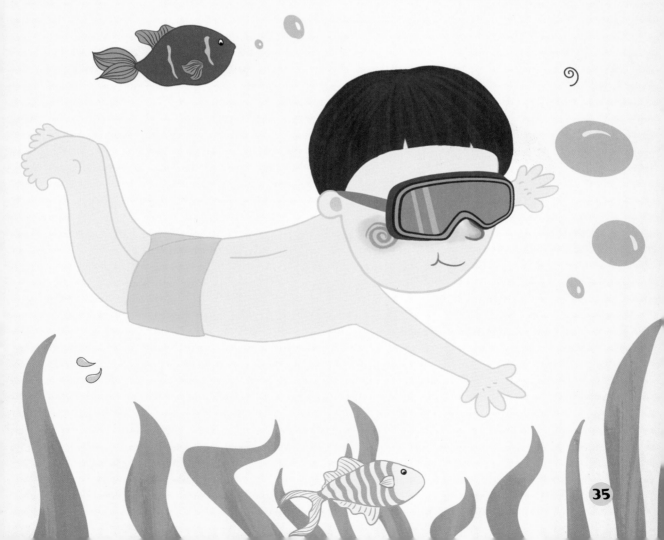

答案当然是不能了！因为我们的呼吸器官和鱼的呼吸器官不同。

鱼的呼吸器官是鳃。鱼鳃的独特结构可以使鱼吸收溶解在水里的氧气，所以鱼可以在水里自由地游来游去。

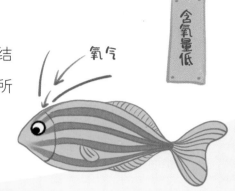

氧气

含氧量低

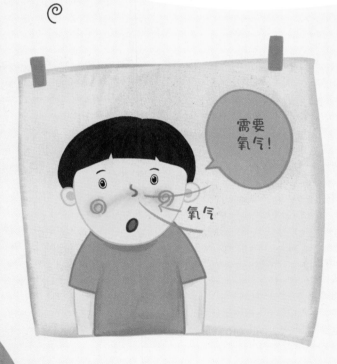

需要氧气！

氧气

而人类的呼吸器官是肺。我们的肺里有无数个小小的肺泡，它们能吸收空气中的氧气，却无法吸收水里的氧气，并且如果有水进入肺部，我们还会有生命危险。

因为鱼有鳃，能吸收溶解在水里的氧气而可以在水中存活。人的呼吸器官没有鳃的功能，而且人在水下的憋气时间短，因此无法在水里生活。

所以，我们只能生活在陆地上，而不能像鱼一样生活在水里。

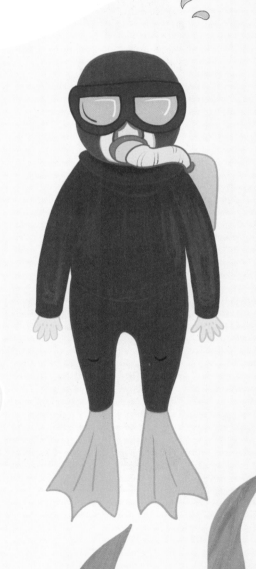

想一想

采用什么方法，我们才能长时间地在水里活动？

扫码获取答案

为什么我们平时不用嘴巴呼吸？

当得了重感冒，鼻塞严重时，我们会用嘴巴来帮助呼吸。

既然嘴巴可以呼吸，那么，为什么我们平时都用鼻子呼吸，而不用嘴巴呼吸呢？

我们日常接触到的空气并不洁净，里面会有一些灰尘、细小颗粒物和病菌，这些物质如果被我们直接吸入肺部，就可能损害我们的肺，让我们生病。

而鼻子里有很多细小的纤毛，能拦截、过滤灰尘和细小颗粒物。此外，鼻腔里的湿润液体也能拦截空气中的许多病菌。

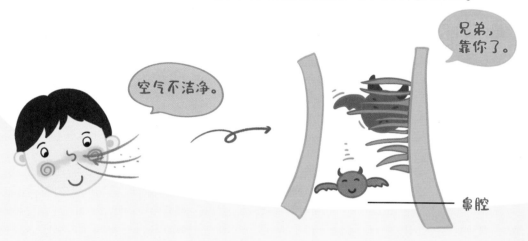

鼻子还能给寒冷的空气加温。加温后的空气进入肺部，会让我们舒服很多。

可见，空气在鼻子里会被自动净化、加湿和加温，然后进入肺部。

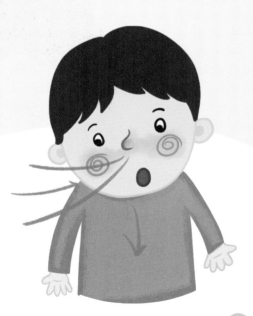

我们平时要用鼻子呼吸，因为鼻子能帮我们过滤空气里的一些灰尘、细小颗粒物和病菌，让经过净化、加湿、加温后的洁净空气进入肺部，而嘴巴不具备这样的功能。

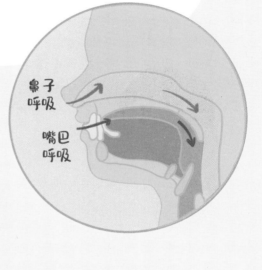

鼻子呼吸

嘴巴呼吸

　　而嘴巴没有鼻子那样对物质的过滤、拦截功能，用嘴巴呼吸时间久了容易口干舌燥，甚至可能会引发呼吸道疾病，所以用鼻子呼吸比用嘴巴呼吸更好。

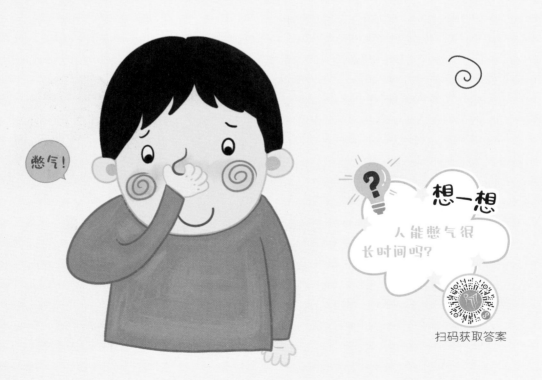

憋气！

想一想

人能憋气很长时间吗？

扫码获取答案

我们吸入和呼出的气体一样吗?

每当过生日的时候，爸爸妈妈都会为我们准备生日蛋糕。"生日蜡烛点好了，快来许个愿，吹蜡烛吧！"我们深深地吸入一口气，再用力地呼出一口气，就把蜡烛吹灭了。

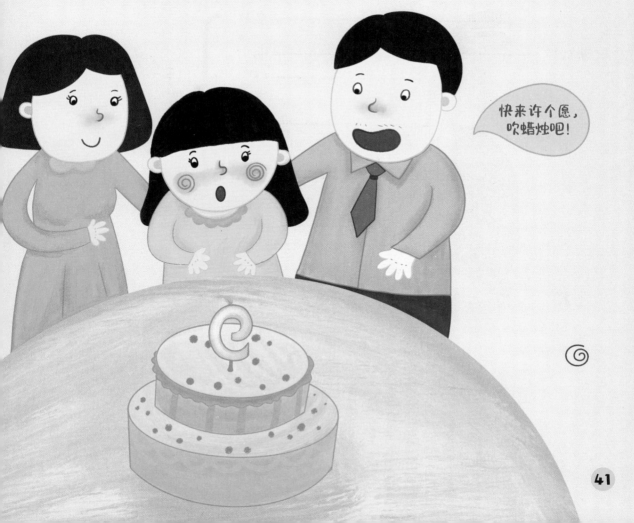

快来许个愿，吹蜡烛吧！

吸气和呼气是我们呼吸的两个阶段。

吸气时，胸部扩张，这时新鲜空气先通过鼻腔或咽喉，再经过一根叫"气管"的长管子、两根叫"支气管"的小管子，进入我们的肺部。

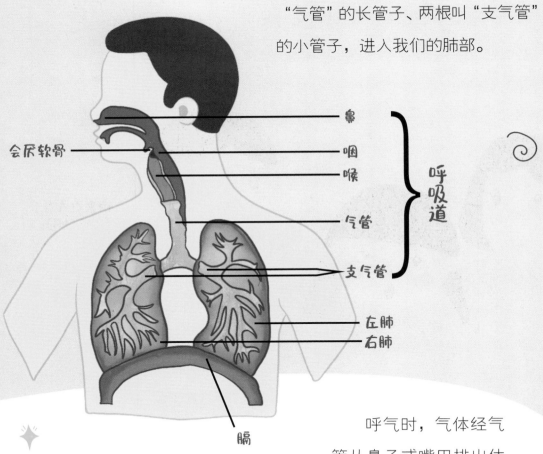

会厌软骨

鼻

咽

喉

气管

支气管

呼吸道

左肺
右肺

膈

呼吸系统的组成示意图

呼气时，气体经气管从鼻子或嘴巴排出体外。这样一吸一呼，便构成了一次呼吸。

思考一下，我们吸入和呼出的气体有什么不一样吗？

吸气时，携带氧气的新鲜空气充满了肺，流经肺的血液会从中获取氧气，并将氧气输送到全身的每个细胞中。

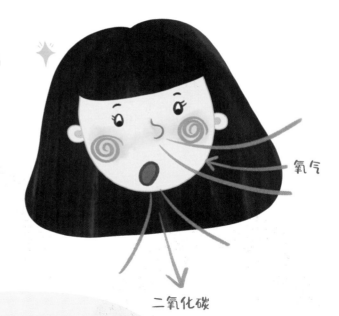

氧气

二氧化碳

呼气时，身体里产生的"废气"——二氧化碳和其他气体一起被释放出来，并随着我们的呼气动作排出体外。

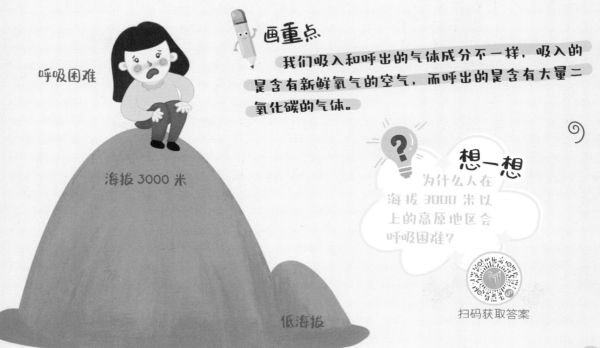

呼吸困难

海拔 3000 米

低海拔

画重点

我们吸入和呼出的气体成分不一样，吸入的是含有新鲜氧气的空气，而呼出的是含有大量二氧化碳的气体。

想一想

为什么人在海拔 3000 米以上的高原地区会呼吸困难？

扫码获取答案

为什么食物一般不会进入气管？

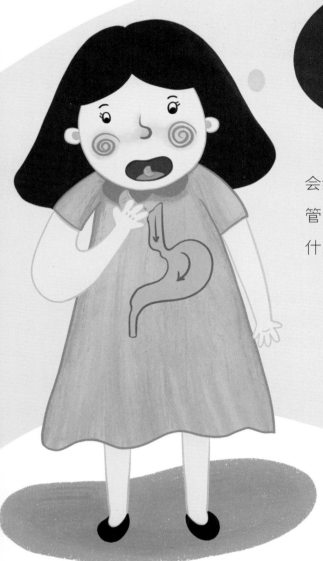

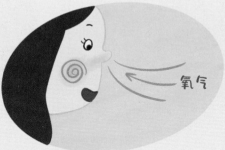

氧气

我们吸入的空气和吃下去的食物都会经过咽部，其中，空气通过喉进入气管，食物则通过食道进入胃。那么，为什么食物不会像空气一样进入气管呢？

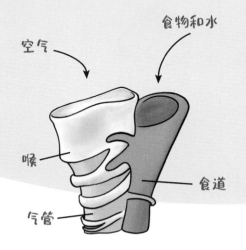

空气

食物和水

喉

食道

气管

当食物在嘴里被嚼碎，与唾液混合后，吞咽的过程就开始了。

44

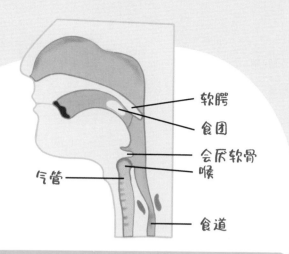

这时，口腔后面的软腭升起，封住通往鼻腔的通道。

同时，一个叫"会厌软骨"的瓣状组织，会像盖子一样紧紧地盖住喉口。这样，食物就只能进入食道而不会进入气管了。

吞咽时，会厌软骨的位置示意图

但是，如果我们边吃东西边说话，或者在吃饭的时候跑来跑去，吞咽时，会厌软骨可能会来不及盖住喉口，导致食物误入气管。

这时，我们一般会通过咳嗽把食物逼出气管。

如果食物比较大，咳不出来，我们要立刻进行急救。

画重点

食物进入咽部时，会厌软骨会盖住喉口，关闭气管的入口，这样食物就不会进入气管，而是直接进入食道了。

儿童海姆立克急救法

如果孩子出现被异物卡住气管的情况，且孩子意识清醒，家长可以采取儿童海姆立克急救法进行施救。

一岁以内婴儿

家长应将婴儿面朝下放置在手臂上，手臂贴着婴儿前胸，大拇指和其余四指分别卡在婴儿下颌骨位置，另一只手用力拍打婴儿背部5次。

先拍背5次

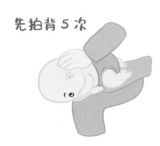

再按压胸部5次

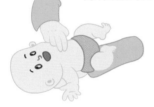

之后，立刻将婴儿翻正，一只手固定好婴儿的头颈位置，另一只手用食指和中指快速按压婴儿胸骨下半段5次。重复上述步骤，直至将异物排出。

一岁以上儿童

家长从后面环抱住孩子，双手放在孩子肚脐和胸骨间，一只手握拳，拳眼对着孩子肚脐以上两横指上方，另一只手包住拳头，让孩子上身前倾，嘴巴张开。连续快速向后上方冲击，直至卡在喉咙的异物被排出为止。

注意：

海姆立克急救法不适用于鱼骨、鱼刺、细长玩具等尖锐物体误入呼吸道的情况，且在救助孩子的同时，家长也要拨打120急救电话，等专业医生评估是否需要进一步入院检查治疗。

奔跑时，心脏为什么会跳得很快？

在我们胸腔中央偏左的位置，有一个非常重要的器官，那就是我们的心脏（大小跟我们的拳头差不多）。

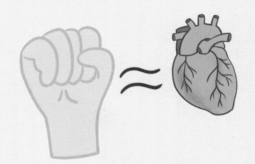

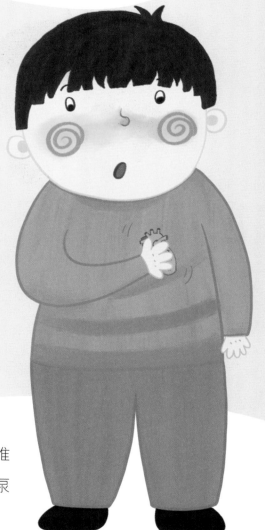

心脏通过舒张和收缩维持自身的跳动。它就像水泵一样，泵出新鲜的血液。

这些血液通过血管输送到全身，为身体组织和器官提供营养物质，同时带走它们排出的废物。

血液循环使我们的生命活动有条不紊地进行。

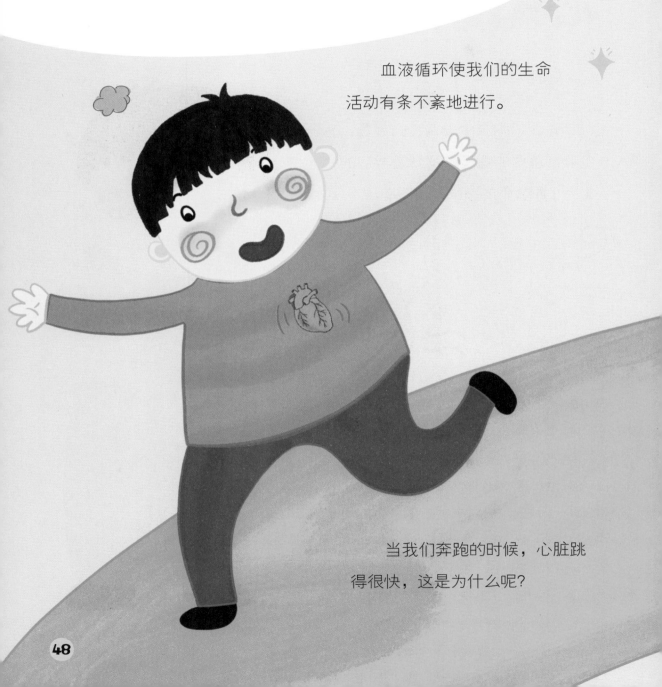

当我们奔跑的时候，心脏跳得很快，这是为什么呢？

因为奔跑时，身体肌肉组织所需的能量和氧气比平时要多，所以心脏要加速跳动，从而使血液在全身加速循环流动。

这样，血液中的营养物质和红细胞携带的氧气才能及时地输送到身体各处。

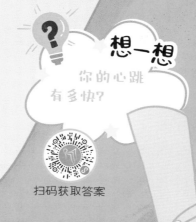

想一想

你的心跳有多快？

扫码获取答案

这时，心脏每分钟泵出的血量相应增加，收缩力增强，所以我们会感到心脏跳得又快又有力。

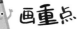 **画重点**

奔跑的时候，心跳加快，心脏的收缩力增强，是为了泵出更多血液，加快血液在全身的循环流动，从而为我们的身体供给更多的能量和氧气。

饿的时候，肚子为什么会"咕噜咕噜"响？

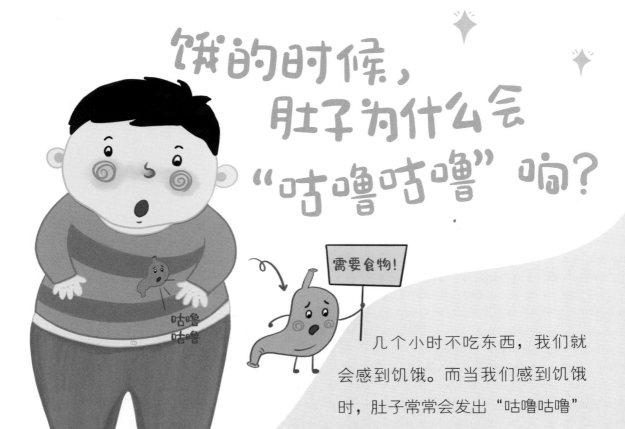

需要食物！

咕噜
咕噜

几个小时不吃东西，我们就会感到饥饿。而当我们感到饥饿时，肚子常常会发出"咕噜咕噜"的响声，这是为什么呢？

一般来说，食物被嚼成细小的碎块后进入胃部，与胃液混合在一起，被进一步消化后成为糊状。之后，随着胃肠道的蠕动，食物进入十二指肠、小肠，直至被完全消化吸收。

而我们的胃部是在不停地收缩的。当胃里没有东西能消化时，胃部收缩运动会更加明显。这是一种胃部肌肉相互"拉扯"的运动，也被称为饥饿收缩。

当胃进行饥饿收缩时，胃里的液体和吞咽下去的空气就会被挤压翻搅，一会儿被挤到这边，一会儿又被挤到那边，它们在运动的过程中就会发出"咕噜咕噜"的响声。

好饿呀，终于到吃饭时间了！

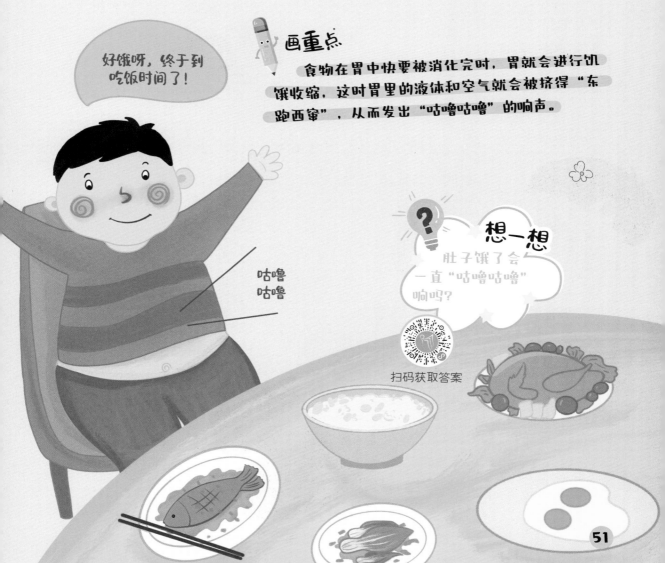

画重点

食物在胃中快要被消化完时，胃就会进行饥饿收缩，这时胃里的液体和空气就会被挤得"东跑西窜"，从而发出"咕噜咕噜"的响声。

咕噜咕噜

想一想

肚子饿了会一直"咕噜咕噜"响吗？

扫码获取答案

饭后剧烈运动为什么会感到不舒服？

你有没有这样的体验——刚吃完饭就去做剧烈运动，会觉得肚子很不舒服，特别是肚脐上方的位置。这是为什么呢？

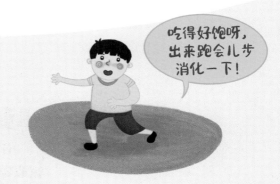

之所以会出现这种情况，主要有以下两个方面的原因。

第一，我们吃过饭后，胃里的食物并不能马上被消化。

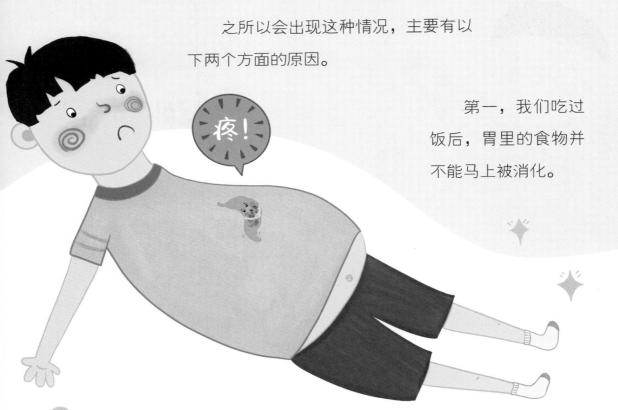

如果这时我们进行跑、跳等剧烈运动，胃里的食物就会随着我们的动作在胃里振荡，从而出现胃痛、肚子疼等症状，严重时还会出现恶心、呕吐等情况。

第二，食物的消化、吸收与消化器官的血液供应量密切相关。

如果饭后做剧烈运动，血液就会分散到躯干、四肢等部位的肌肉中去，胃肠道的血液供应量就会减少，这不仅不利于食物的消化、吸收，还会导致腹痛。

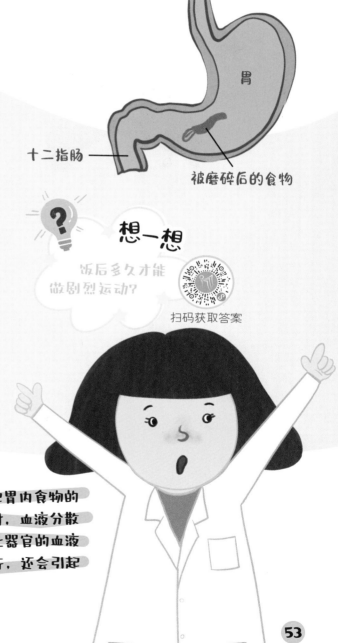

胃

十二指肠

被磨碎后的食物

想一想

饭后多久才能做剧烈运动？

扫码获取答案

✏️ **画重点**

刚吃完饭就进行剧烈运动，引起胃内食物的振荡、颠簸，容易导致腹痛；运动时，血液分散到躯干、四肢等部位的肌肉中，消化器官的血液供应量减少，不利于消化活动的进行，还会引起身体不适。

早上睡醒后，我们为什么经常会急着想要小便？

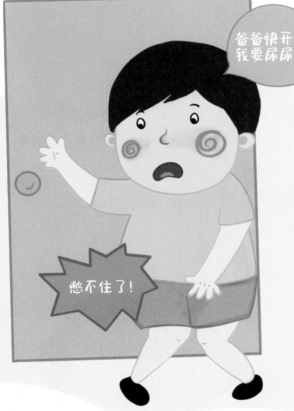

我要尿尿。

我们经常会急着想要小便。这是为什么呢？

我们身体内的"废水"处理系统，即泌尿系统，由两个肾脏、两根输尿管以及膀胱和尿道组成。

早上睡醒后，我们经常会急着想要小便。这是为什么呢？

我们身体内的"废水"处理系统，即泌尿系统，由两个肾脏、两根输尿管以及膀胱和尿道组成。

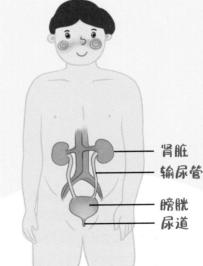

肾脏不停地处理血液中的废物和由饮食带来的多余水分，形成尿液，这些尿液通过输尿管流入膀胱。

泌尿系统的组成示意图

膀胱是尿液的储存器。它的外形看起来像是一个用肌肉薄片做成的有弹性的袋子。尿液进入膀胱时，膀胱壁就会被拉伸。

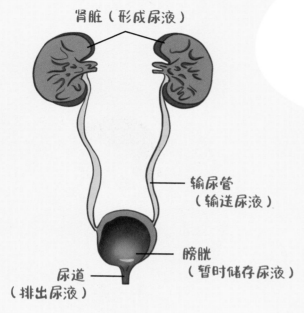

肾脏（形成尿液）

输尿管
（输送尿液）

膀胱
（暂时储存尿液）

尿道
（排出尿液）

泌尿系统的作用示意图

人体经过一夜的新陈代谢，膀胱里已经积累了大量的代谢水分，所以早上一觉醒来会迫不及待地想要小便！

当膀胱里的尿液较多时，膀胱中的神经细胞会把"我们需要上厕所"的信息传递给大脑。之后，膀胱里的尿液就会通过一条叫作"尿道"的管子排出体外。

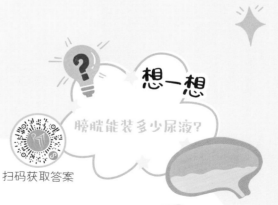

想一想

膀胱能装多少尿液？

扫码获取答案

画重点

早上睡醒后，膀胱中储存尿液较多，膀胱中的神经细胞会把"我们需要上厕所"的信号传递给大脑，我们就会产生排尿的欲望。

尿液是怎样产生的？

当我们喝水多了的时候，尿量就会变多，上厕所的频率也会变高。

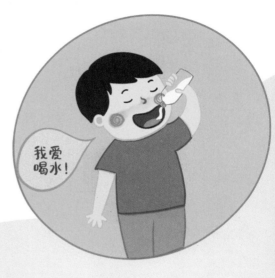

那么，尿液是从哪里来的呢？

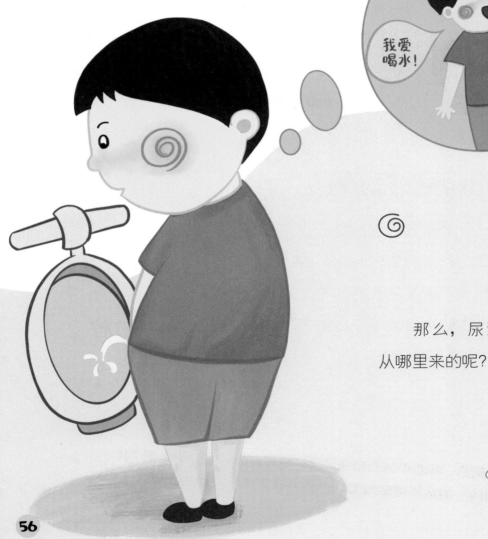

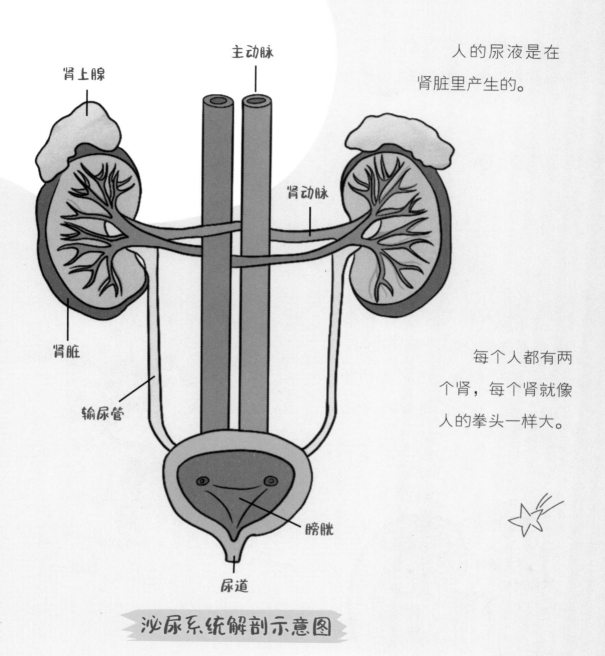

肾上腺

主动脉

人的尿液是在
肾脏里产生的。

肾动脉

肾脏

输尿管

每个人都有两
个肾，每个肾就像
人的拳头一样大。

膀胱

尿道

泌尿系统解剖示意图

肾脏能帮助我们保持血液的洁净，同时把
血液里的废物运出体外。

肾脏像一个过滤回收车间，里面有成千上万个肾小球和肾小囊，还有细细长长的管道——肾小管。

肾小球就像一个"过滤筛"，当血液流经此处时，个头较大的物质（如血细胞和蛋白质等）不能穿过这个"筛子"，就会被留在血液里。

个头较小的物质（如葡萄糖、氨基酸等）和水一起穿过"筛子"，离开血液，进入肾小囊的囊腔里。这里所形成的液体就是原尿。

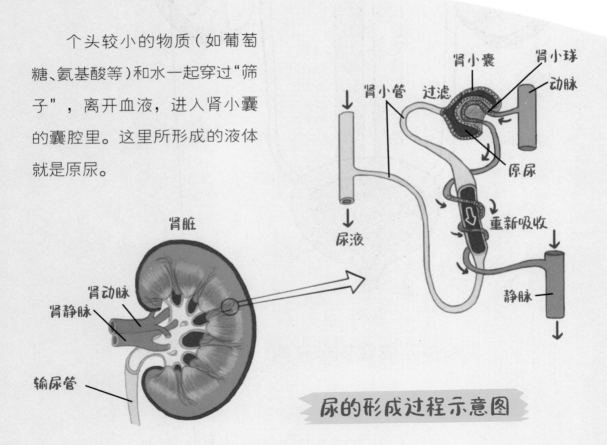

肾脏

肾动脉

肾静脉

输尿管

肾小管　过滤　肾小囊　肾小球

动脉

原尿

尿液

重新吸收

静脉

尿的形成过程示意图

原尿的量非常大，当它们流经肾小管时，肾小管又把其中对人体有用的物质（如葡萄糖等）重新吸收回血液，剩下的水、无机盐、尿素和尿酸等就形成了最终的尿液。

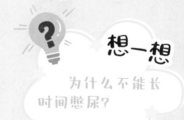

膀胱

尿液通过输尿管离开肾脏，流到膀胱。等尿液较多时，大脑就会提醒我们上厕所，把尿液排出体外。

想一想

为什么不能长时间憋尿？

扫码获取答案

✏️ **画重点**

当血液流经肾脏时，肾脏就把废料从血液中滤出，保持血液的洁净。这些从血液中滤出的废料，就形成了尿液。

大便是怎样产生的？

大多数人每天都要排一次大便，那么，大便是怎样产生的呢？

这就要从我们吃进去的食物说起。

当食物进入我们的口腔，它就开始了在消化系统的旅程。

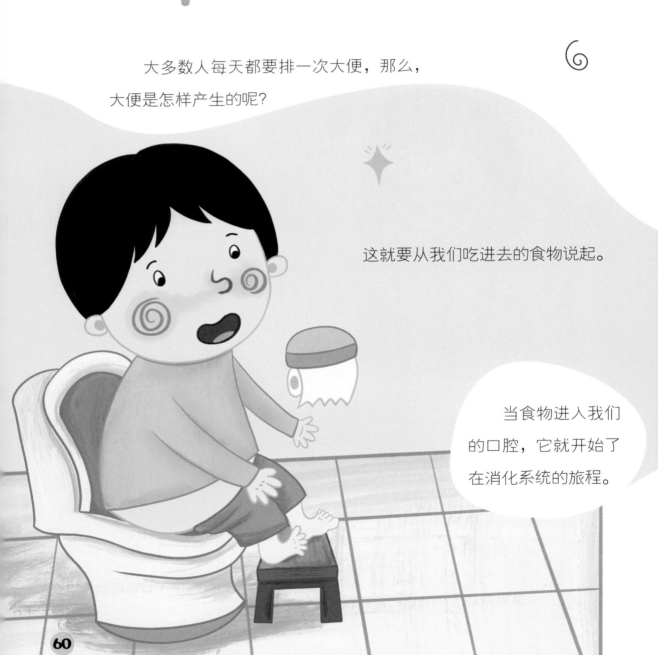

吃东西的时候，我们的牙齿首先将食物切断、磨碎成小块。

同时，我们的舌头会将唾液和食物混合起来。唾液会初步消化食物中的淀粉。

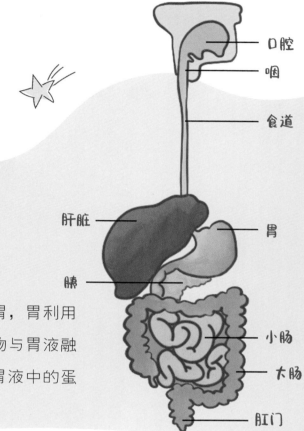

口腔

咽

食道

肝脏

胰

胃

小肠

大肠

肛门

然后，食物通过食道进入胃，胃利用肌肉的收缩和舒张运动，使食物与胃液融合，变成像糨糊一样的食糜。胃液中的蛋白酶会对蛋白质进行初步分解。

消化系统结构示意图

接着，随着胃的蠕动，食糜来到小肠，小肠会将大分子营养物质消化分解成简单的营养分子（如葡萄糖、氨基酸等），这些营养分子会被吸收到小肠黏膜中。

而那些未被小肠消化和吸收的物质则进入大肠，其中一部分维生素、水和电解质等被大肠吸收。

想一想

大便为什么会有不同的颜色?

扫码获取答案

还有一些人体吸收不了的物质,则会来到直肠,形成大便。

当大便充满直肠,肠壁感受器就会受到刺激,将排便意识上传至大脑皮层,我们便会产生排便冲动。

最后,大便就从肛门被排出去了。

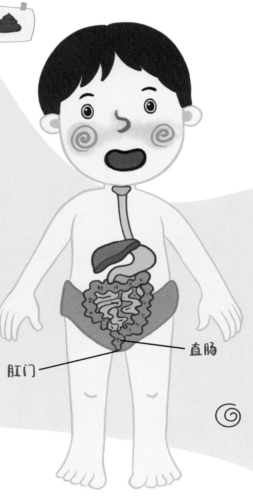

直肠

肛门

画重点

食物在胃部被消化吸收后,从小肠进入大肠。大肠开始蠕动,吸收维生素、水和电解质。而那些人体吸收不了的物质,最后会形成大便被排出体外。

我们为什么会放屁?

每个人都会放屁，但如果是在人多且安静的场合因一时没忍住而放屁，就会引起大家的注意。那么，人为什么会放屁呢?

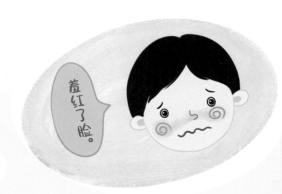

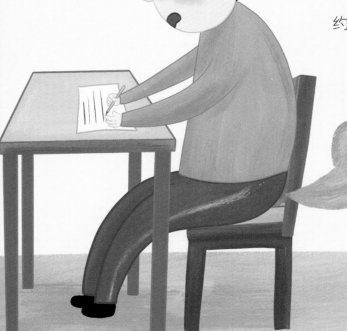

正常人每天要放 5～10 次屁，约排出 500 毫升的气体。

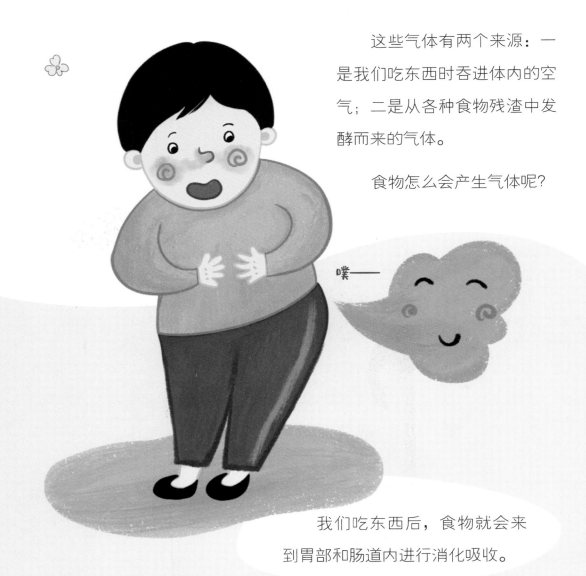

这些气体有两个来源：一是我们吃东西时吞进体内的空气；二是从各种食物残渣中发酵而来的气体。

食物怎么会产生气体呢？

噗——

我们吃东西后，食物就会来到胃部和肠道内进行消化吸收。

在肠道内，居住着大约 100 万亿个细菌，其中大部分是我们常说的"益生菌"，它们能帮助体内的食物分解发酵。

而在这一过程中会产生大量气体，这些气体会随着肠道的蠕动，来到肛门附近。

好臭！

肠道菌群分解发酵产生气体。

肛门括约肌就像一道大门，关住了肠道里的气体。

这些气体在体内不断积聚，就会形成一股气压。

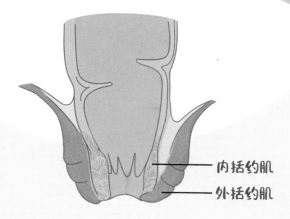

内括约肌

外括约肌

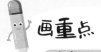

肛门括约肌示意图

当压力太大时，肛门括约肌会控制不住地打开，把气体排出体外，这个过程就是"放屁"。

想一想

憋住不放的屁都去哪儿了？

扫码获取答案

画重点

人们进食时会将气体连同食物一起吞下，之后，进入肠道的食物经肠道菌群分解发酵会产生气体。这些气体经过消化道被运送至肛门，进而通过放屁被排出体外。

屁为什么闻起来臭臭的？

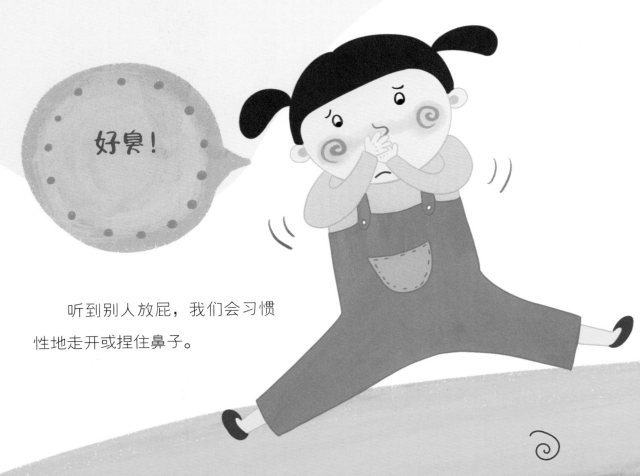

好臭！

听到别人放屁，我们会习惯性地走开或捏住鼻子。

因为我们知道，屁的味道是臭的，那么，屁为什么闻起来臭臭的呢？

屁闻起来臭，跟它的成分有关。

其实，屁里面约 99％的气体是无味的，如氮气、氢气、氧气、甲烷和二氧化碳等。

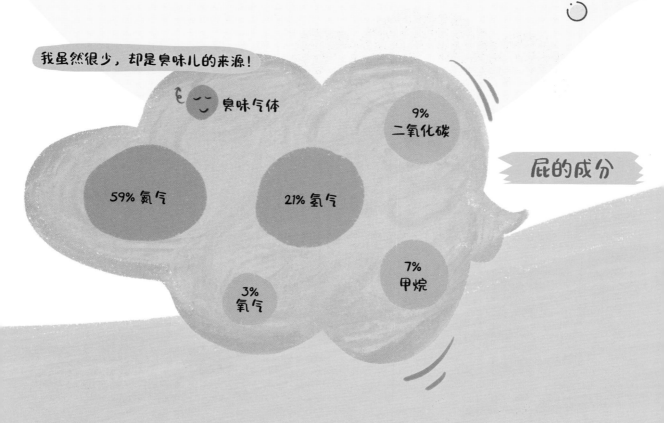

我虽然很少，却是臭味儿的来源！

臭味气体

9%
二氧化碳

屁的成分

59% 氮气

21% 氢气

7%
甲烷

3%
氧气

只有约 1％的气体是有臭味的，如有臭鸡蛋味的硫化氢、有粪便气味的吲哚和粪臭素、有刺激性气味的氨等。

这些带有臭味的气体是在食物的消化过程中产生的。食物进入大肠后被大肠内的细菌分解发酵，在这个过程中会产生氢气和甲烷。氢气或甲烷与食物里的含硫物质结合，生成硫化氢。

虽然硫化氢的含量极少，但会使屁带有一股臭鸡蛋的气味。其他的臭味气体也大都是在大肠里产生的。

人的嗅觉非常灵敏，即使屁中有臭味的气体仅占约1％，也能闻出来。

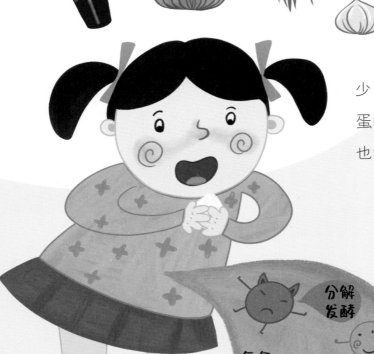

分解发酵

氢气

甲烷

想一想

哪些原因会加重屁的臭味？

画重点

屁里面有极少量带臭味的气体，但是我们的嗅觉很敏感，能闻出来这股臭味。

扫码获取答案

我们为什么是直立行走的？

直立行走是古猿向人类进化的标志。而那些最终成为人类祖先的古猿为什么会直立行走呢？

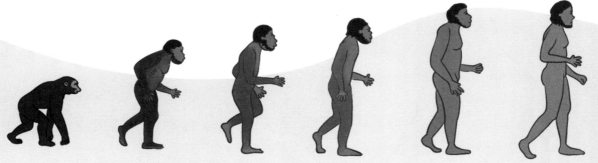

人类进化示意图

关于这个问题，科学家有很多推测。

有的科学家认为古猿直立行走和数百万年前宇宙中超新星的爆发有关。

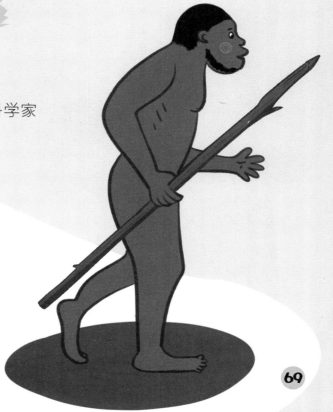

超新星爆发所释放的宇宙射线使地球上雷击事件激增，进而引发了全球性的森林大火。森林逐渐变成了草原，古猿被迫开始在草原上生活。

　　因为需要更好的视野来观察猛兽以及摘取食物，他们渐渐开始直立行走。

　　也有科学家认为，古猿之所以直立行走是因为双脚站立行走比四肢行走消耗的能量要少，古猿为了减少能量消耗，以便可以用双手做其他的事情，就学会了直立行走。

直立行走比四肢行走省劲儿，坐着比站着省劲儿！

还有科学家推测，这和古猿进化过程中手的使用有关。

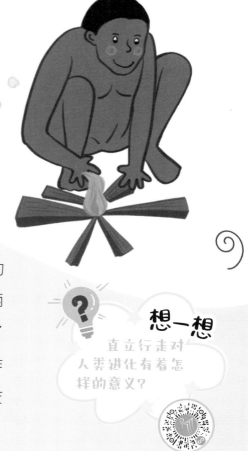

双手每天有那么多事情要做，走路交给下肢就可以啦。

由于食物紧缺，为了驱赶具有威胁性的猛兽，古猿开始拿起树枝作为武器，改用两条腿走路在草原上觅食。后来，古猿学会了制造、使用工具，双手变得越来越灵巧，作用也越来越大，于是走路的任务就逐渐转交给下肢了。

想一想

直立行走对人类进化有着怎样的意义？

扫码获取答案

无论哪种推测，我们都不难发现，直立行走的确改善了古猿的生存状态，促使古猿向人类进化。

画重点

人类的祖先——古猿，为了解决环境改变带来的生存问题，发展到直立行走。经历了一段相当漫长的时间，它们逐渐进化成人类。

我们为什么没有尾巴?

小狗有尾巴,小猫有尾巴,
小猴子也有尾巴……我们发现,
很多动物的身后都有一条或长
或短的尾巴。

可是,人为什么没有尾巴呢?

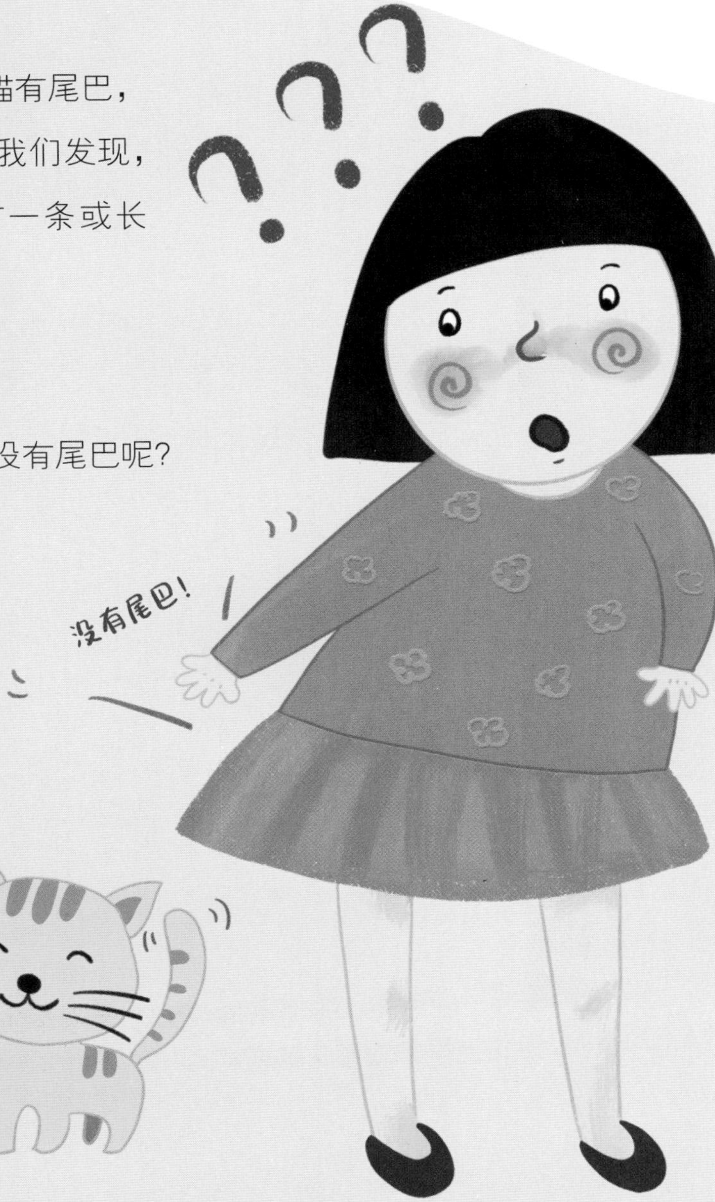

没有尾巴!

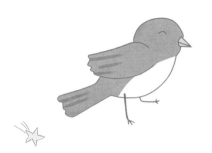

我们先来了解一下动物尾巴的作用吧!

松鼠的尾巴可以平衡身体。

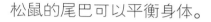

鸟类的尾巴除了平衡身体,还能帮助它们改变飞行的方向。

猴子的尾巴是支撑身体的"第五只手",也可以帮助它们倒挂在树上。

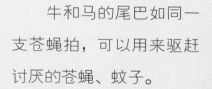

牛和马的尾巴如同一支苍蝇拍,可以用来驱赶讨厌的苍蝇、蚊子。

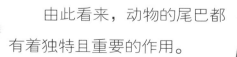

由此看来,动物的尾巴都有着独特且重要的作用。

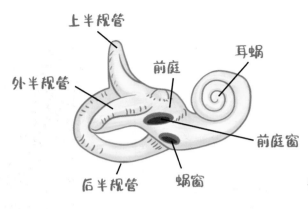

上半规管

耳蜗

前庭

外半规管

前庭窗

后半规管　蜗窗

内耳前庭器官结构示意图

人类一开始也是有尾巴的，只是在进化过程中尾巴发挥的作用越来越小，就逐渐退化消失了。

没有了尾巴，人类如何保持平衡呢？原来，随着人类的进化，人的内耳进化出平衡感知系统，内耳前庭器官就是人体平衡感受器官，半规管可以感知各个方向的运动，起到调节身体平衡的作用。

靠着这套平衡感知系统，我们再也不需要使用尾巴保持身体平衡了。

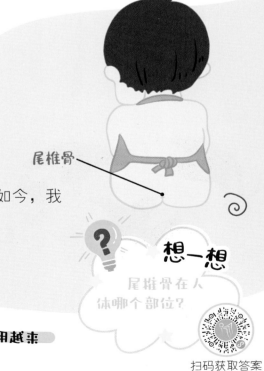

尾椎骨

尾巴没有用处自然就退化消失了。如今，我们的身上就只剩下一根尾椎骨了。

想一想

尾椎骨在人体哪个部位？

扫码获取答案

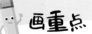

画重点

在人类进化过程中，尾巴发挥的作用越来越小，就慢慢退化消失了。

74

出生前的我们住在哪里？

出生前，我们都是住在妈妈温暖、安全的子宫里的，那是我们的第一个"房子"。

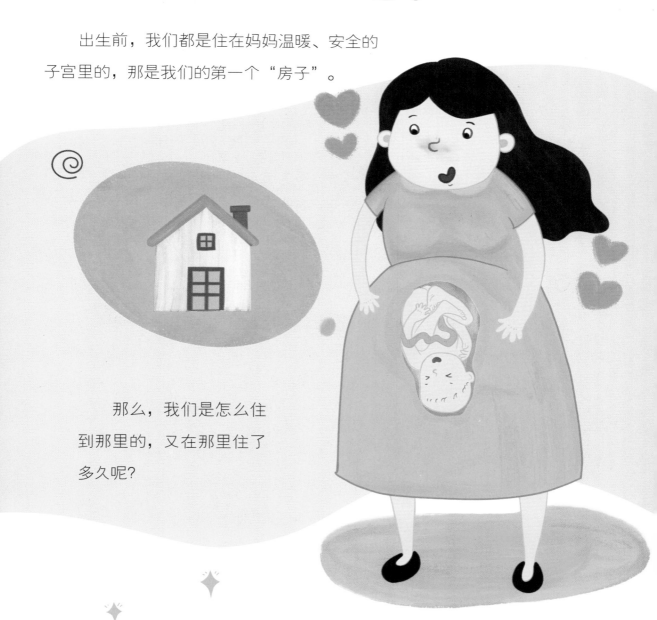

那么，我们是怎么住到那里的，又在那里住了多久呢？

卵子细胞

精子细胞

这就要从精子细胞和卵子细胞的相遇讲起了。在妈妈的体内有一种特殊的细胞，叫作"卵子"细胞；在爸爸的体内有另一种特殊的细胞，叫作"精子"细胞。

精子细胞和卵子细胞在妈妈体内相遇并结合，形成"受精卵"。受精卵的形成就是我们生命的开始。

受精卵

我们出生之前需要不断地生长，这就需要一个安全、温暖还能提供充足营养的生长空间——妈妈的子宫。

妈妈的子宫位于妈妈身体下腹部，随着我们的生长，妈妈的子宫会不断变大，以便有足够的空间来容纳我们。

卵子受精后3～8周就会发育成一个胚胎。

再经过8周左右，我们的手指开始形成，随后腿和脚也会形成，发育成胎儿——看起来有点儿宝宝的样子啦！

画重点

妈妈的子宫，安全又温暖，还能提供充足的营养，是宝宝出生前最安全的"家"。

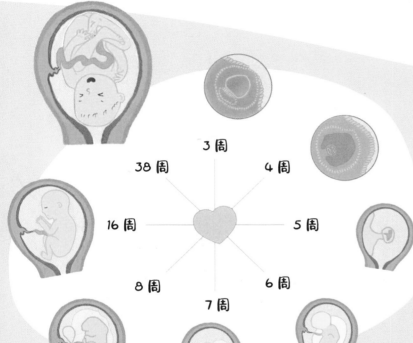

3周
4周
5周
6周
7周
8周
16周
38周

胎儿发育示意图

随着身体不断生长，我们开始活动。

不管是活动手臂还是踢腿，妈妈都能够感受到我们在不断长大。

大约到38周时，我们就基本发育成熟了，很快就能出来，和爸爸妈妈见面啦！

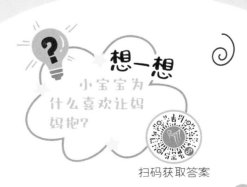

想一想

小宝宝为什么喜欢让妈妈抱？

扫码获取答案

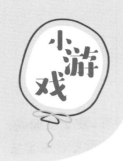

身体运转大挑战

身体运转的秘密你敢挑战吗？快开动脑筋，选出正确的答案吧！

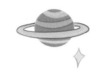

1. 我们的一切活动是在哪个部位的指挥和控制下进行的？
   A. 大脑　B. 心脏

2. 经常用脑会把脑细胞用完吗？
   A. 不会　B. 会的

3. 为什么我们睡觉时会做梦？
   A. 没休息好
   B. 睡着时，脑细胞还很活跃

4. 正常空腹血糖值低于多少算低血糖呢？
   A. 2.7 毫摩尔 / 升
   B. 2.8 毫摩尔 / 升

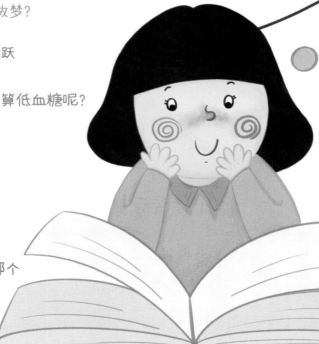

5. 我们平时要尽量用哪个部位呼吸？
   A. 鼻子　B. 嘴巴

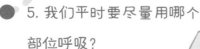

● 6. 我们可以在吃饭的时候跑来跑去吗?
　　A. 不可以，这样容易使食物误入气管
　　B. 可以，这样吃饭比较有趣

● 7. 心脏有多大?
　　A. 跟 1 个拳头差不多
　　B. 跟 2 个拳头差不多

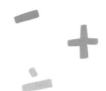

● 8. 刚吃完饭可以剧烈运动吗?
　　A. 不可以　B. 可以

● 9. 人有几个肾脏?
　　A. 1 个　B. 2 个

● 10. 人的尿液是在哪里产生的?
　　A. 膀胱　B. 肾脏

● 11. 大便是从哪个部位排出体外的?
　　A. 肛门　B. 大肠

● 12. 古猿向人类进化的标志是什么?
　　A. 学会用火　B. 直立行走

● 13. 没有了尾巴，人类靠什么保持平衡呢?
　　A. 内耳的平衡感知系统
　　B. 尾椎骨

● 14. 我们的生命开始于什么时候?
　　A. 出生　B. 受精卵的形成

8.A 9.B 10.B 11.A 12.B 13.A 14.B

答案：1.A 2.A 3.B 4.B 5.A 6.A 7.A

图书在版编目（CIP）数据

身体的秘密我知道.身体运转的秘密 / 李云海著；梦堡文化绘.— 郑州：海燕出版社，2023.1

ISBN 978-7-5350-8968-7

Ⅰ.①身… Ⅱ.①李…②梦… Ⅲ.①人体－少儿读物 Ⅳ.①R32-49

中国版本图书馆 CIP 数据核字（2022）第 219252 号

身体的秘密我知道 身体运转的秘密

SHENTI DE MIMI WO ZHIDAO　SHENTI YUNZHUAN DE MIMI

出 版 人：董中山	出版统筹：李　雅	
选题策划：李道魁	美术编辑：韩　青	
项目统筹：韩　青	责任校对：李培勇 王 达 屈 曜	
责任编辑：付会娟	责任印制：邢宏洲	
特约编辑：薛诗浩　熊津津	装帧设计：梁恺悦	

出版发行 **海燕出版社**

　　　　地址：郑州市郑东新区祥盛街 27 号　邮编：450016

　　　　网址：www.haiyan.com

　　　　发行热线：400 659 7013

印　　刷：洛阳和众印刷有限公司

开　　本：787 毫米×1092 毫米　1/16

印　　张：21

字　　数：420 千字

版　　次：2023 年 1 月第 1 版

印　　次：2023 年 1 月第 1 次印刷

定　　价：168.00 元（全四册）

如发现印装质量问题，影响阅读，请与我社发行部联系调换。

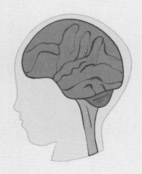

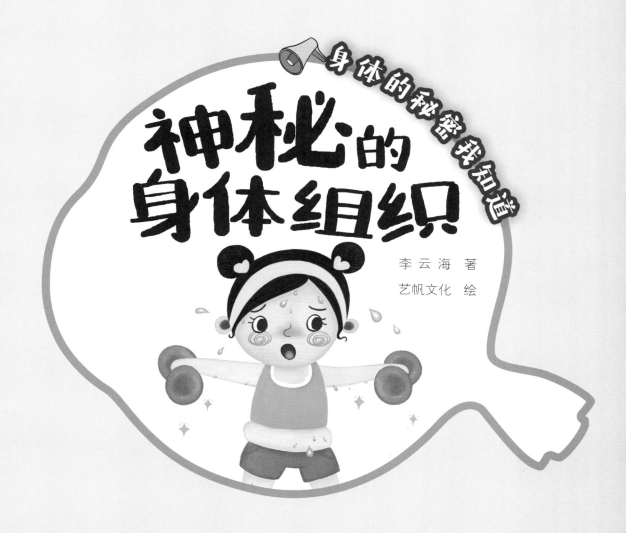

身体的秘密我知道

神秘的身体组织

李云海 著

艺帆文化 绘

海燕出版社

·郑州·

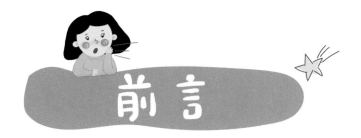

前言

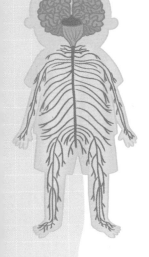

通过对《身体的秘密我知道 身体运转的秘密》等内容的学习，我们已经对自己的身体有了一定的认识。在这些认知的基础上，只要我们对日常生活勤于观察，并对观察到的生活现象加以思考，就会有新的发现，有些问题或许还能难倒爸爸妈妈呢！

比如，为什么头发会"下雪花"？为什么我们会出汗？为什么蹲久了腿会麻麻的？人体的血液为什么会流动？人体免疫系统可以帮助我们抵抗病毒吗？我们为什么需要接种疫苗？……

这些涉及身体组织的问题，你都可以在本书中找到答案。

除了解答我们的疑惑，书中还为我们在成长过程中

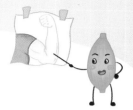

可能遇到的突发状况提供了科学的解决办法。比如，落枕了，该怎么处理？撞到头后，该怎么处理？如果腿抽筋了，该如何缓解？……

如果说身体是一台精密的机器，那么这些神秘的身体组织就是这台机器的零件或润滑剂。只要我们保养得当，它们就能使人体高效运转起来。

血液、腺体、骨骼、神经、皮肤等，具体对我们的身体起着什么样的作用呢？快来这本书中寻找答案吧！

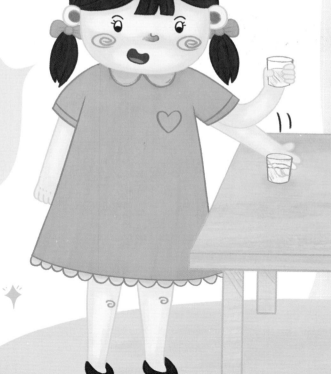

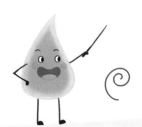

目录

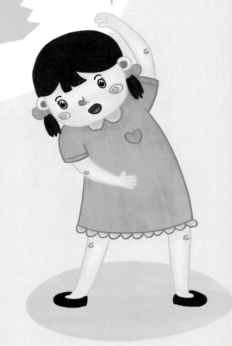

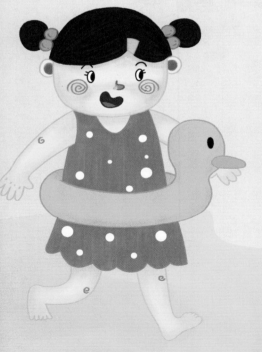

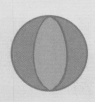

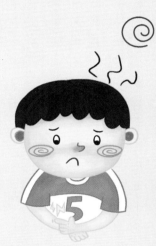
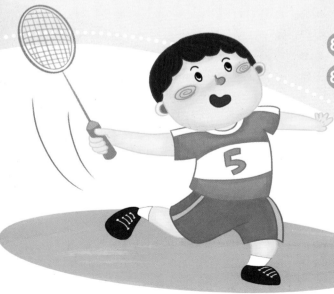

为什么头发有不同的颜色?

不同种族的人除了眼睛、皮肤的颜色不同，头发的颜色也可能不同。这是为什么呢？

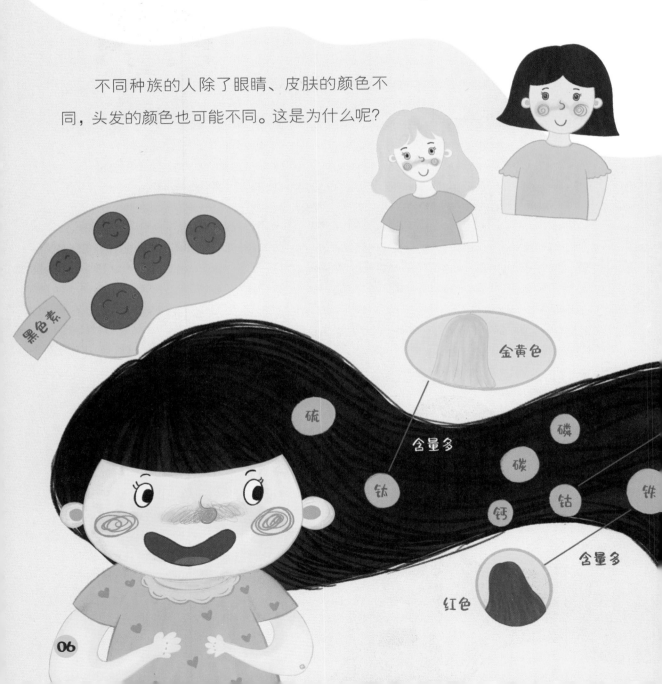

黑色素

硫

含量多

钛

磷

碳

钴

铈

钙

金黄色

含量多

红色

头发的颜色与遗传基因、黑色素含量及金属元素含量等因素有关。

决定头发颜色的最主要的因素是遗传基因，我们头发的颜色是从父母那儿遗传过来的。一般来说，我们的发色和父母的是一样的。

头发中含有黑色素，黑色素的含量越高，头发的颜色就越深；黑色素的含量越低，头发的颜色也就越浅。

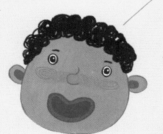

红棕色

想一想

为什么有些人的头发是卷曲的？

扫码获取答案

含量多

铜

锌

铅

钠

锰

头发里还含有钛、硫、碳、磷、钙、铁、铅、钠、锌、铜、锰、钴等元素。其中，金属元素的含量也会影响头发的颜色。比如，含有等量的铜、铁和黑色素的头发呈黑色，含钛多的头发呈金黄色，含铜和钴多的头发呈红棕色，含铁较多的头发呈红色。

✏️ 画重点

人们头发的颜色除了与遗传基因以及头发内黑色素含量有关，还跟头发里的金属元素含量有关。

为什么头发会"下雪花"？

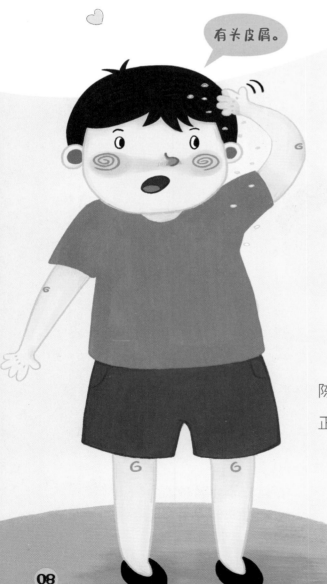

有头皮屑。

试着轻轻抓一下自己的头皮，你会发现一些白色的小碎片飘落下来，这就是头皮屑。

头皮屑是我们头部表皮细胞新陈代谢的产物，产生头皮屑是一种正常的生理现象。

我们头部的表皮细胞每天都在进行新陈代谢。一般情况下，它们从产生到变成角质细胞脱落需要 28 天。

但正常的自然脱屑，人们一般观察不到，不会影响正常的生活和学习。

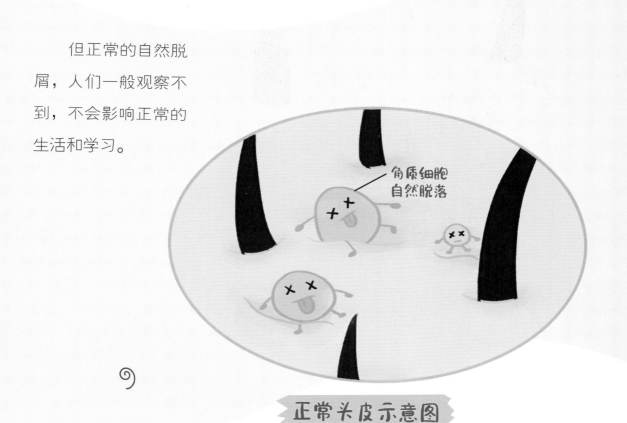

角质细胞
自然脱落

正常头皮示意图

如果用手一抓头皮，就有很多头皮屑像雪花一样掉下来，而且感觉头皮很痒，那就要注意了，这是身体在提醒我们，头皮可能出现炎症了。

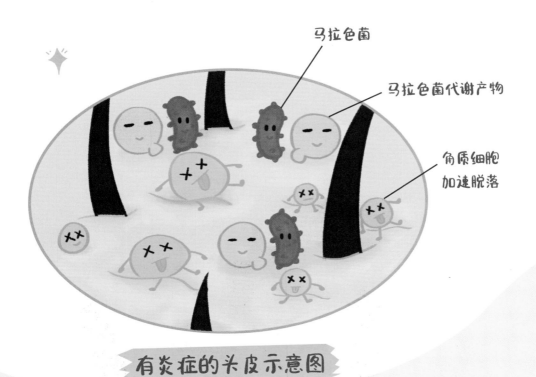

马拉色菌

马拉色菌代谢产物

角质细胞
加速脱落

有炎症的头皮示意图

　　头皮分泌的油脂养活了不少微生物，其中就有马拉色菌。

　　马拉色菌的代谢产物会促进皮脂分解，进而刺激头皮，使头部的表皮细胞代谢加速，产生更多的头皮屑。

所以，儿童平时要选用儿童专用洗发水洗头，保持头发清爽不油腻。而且洗头的时候，不要用指甲用力挠头皮哟！

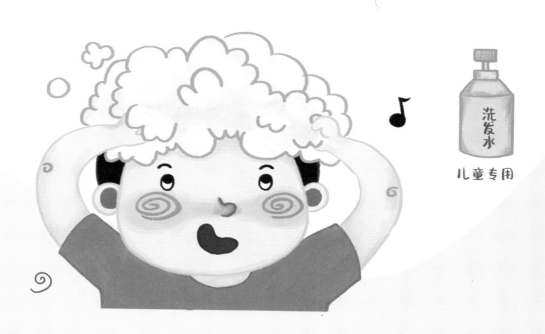

洗发水

儿童专用

想一想

头发上有虫子怎么办？

扫码获取答案

画重点

　　头皮屑是人体头部表皮细胞新陈代谢的产物，有少量头皮屑是正常的生理现象。但如果头皮屑过多，就可能是头皮出现炎症了。

11

为什么我们会出汗？

我们在剧烈运动后，通常会出很多汗。爸爸妈妈帮我们擦汗的时候，还会笑我们是"汗宝宝"。

那么，为什么我们会出汗呢？

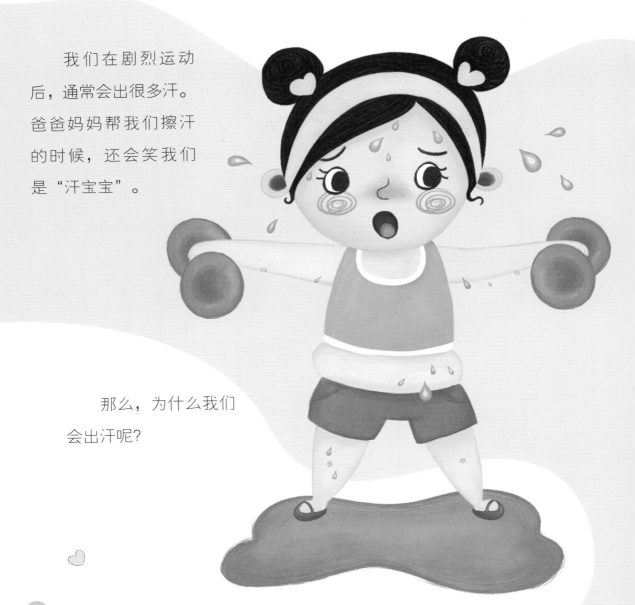

我们身上有很多汗腺，一种是遍布全身、数量惊人的小汗腺，约有 200 万～ 500 万个，大概占汗腺总数的 90%，是分泌汗液的主力军。还有一种是集中分布在腋窝、脐窝等处的大汗腺。

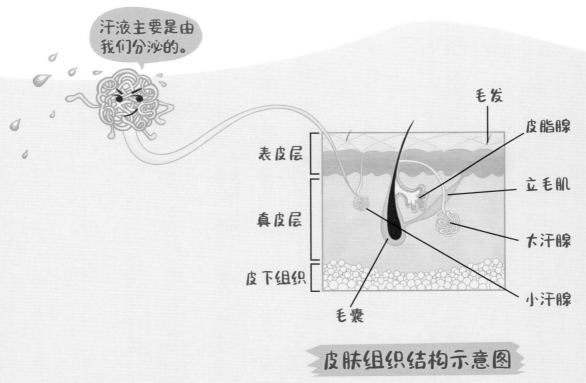

汗液主要是由我们分泌的。

毛发
皮脂腺
立毛肌
大汗腺
小汗腺
表皮层
真皮层
皮下组织
毛囊

皮肤组织结构示意图

当外界气温升高，或者因紧张、运动等原因造成体温升高时，身体就会通过这些汗腺排出汗液。

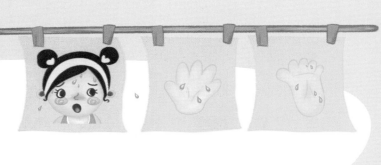

手掌、脚掌、头面部等部位的汗腺比较密集，所以这些部位平时排出的汗会多一些，有时还能形成小汗珠。

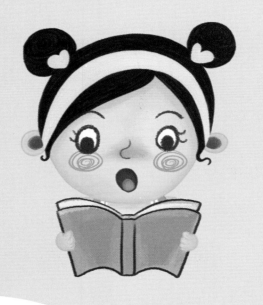

汗液蒸发可以带走我们身体的部分热量，所以出汗之后我们会感觉凉快一些。

人体就是通过这种方式散热，使体温降下来的。

我们的身体在天气不热或者不活动的时候也会出汗，但汗液非常少，我们感觉不到，这种出汗叫作不显性出汗。

一般情况下，人体每天的不显性出汗有 0.5～0.7升，相当于 1～1.5 瓶矿泉水。

天气炎热或者剧烈运动后，人体一小时可以排出 1～3升汗液，相当于 2～6瓶矿泉水。

所以，大量出汗之后，我们需要及时补充水分。

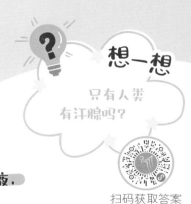

除此之外，出汗还有滋润肌肤，促进人体新陈代谢的作用。

想一想

只有人类有汗腺吗？

扫码获取答案

 画重点

出汗最主要的作用是调节体温。汗腺分泌出汗液，汗液蒸发带走身体的部分热量，让人感到凉爽。

为什么汗水酸酸臭臭的?

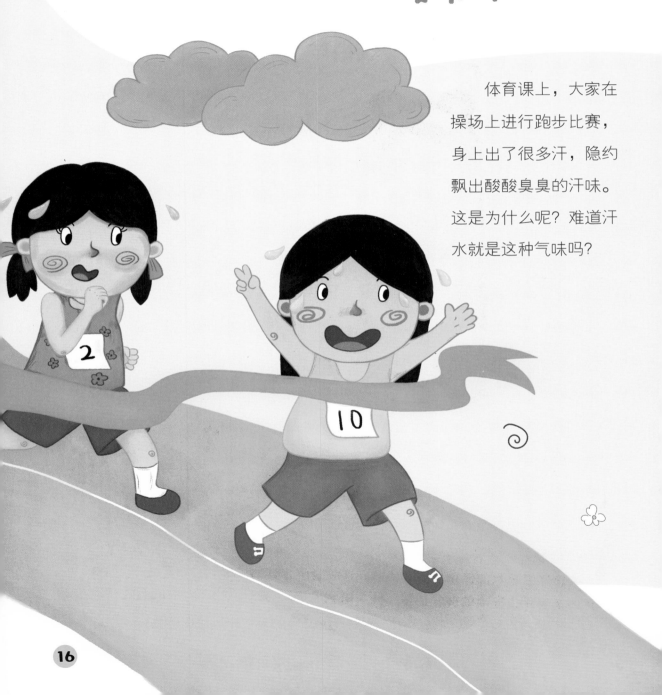

体育课上，大家在操场上进行跑步比赛，身上出了很多汗，隐约飘出酸酸臭臭的汗味。这是为什么呢? 难道汗水就是这种气味吗?

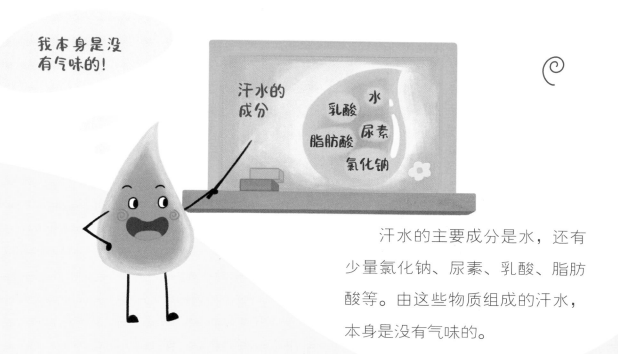

我本身是没有气味的!

汗水的成分

水
乳酸
尿素
脂肪酸
氯化钠

汗水的主要成分是水，还有少量氯化钠、尿素、乳酸、脂肪酸等。由这些物质组成的汗水，本身是没有气味的。

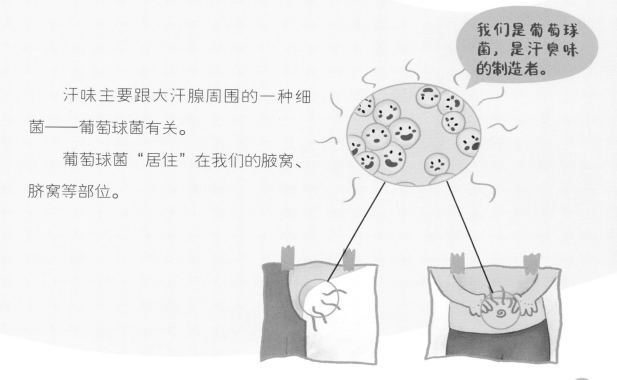

我们是葡萄球菌，是汗臭味的制造者。

汗味主要跟大汗腺周围的一种细菌——葡萄球菌有关。

葡萄球菌"居住"在我们的腋窝、脐窝等部位。

葡萄球菌特别喜欢大汗腺分泌的蛋白质和脂肪酸，它们会分解这些物质，为自己提供能量，并生成不饱和脂肪酸。

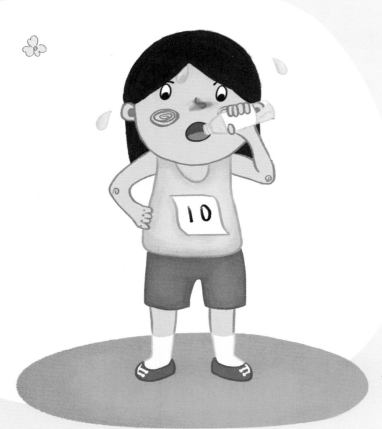

这些不饱和脂肪酸混合在汗液中，就会产生一些奇奇怪怪的气味，这就是汗水有酸臭味的原因。

想一想

汗水是咸的吗？

扫码获取答案

✏️ 画重点

汗水本身是没有气味的。我们身上的"汗味"，其实是皮肤上的细菌与汗水中的物质混合后产生的气味。

口水真的可以止渴吗?

你听过"望梅止渴"的故事吗?

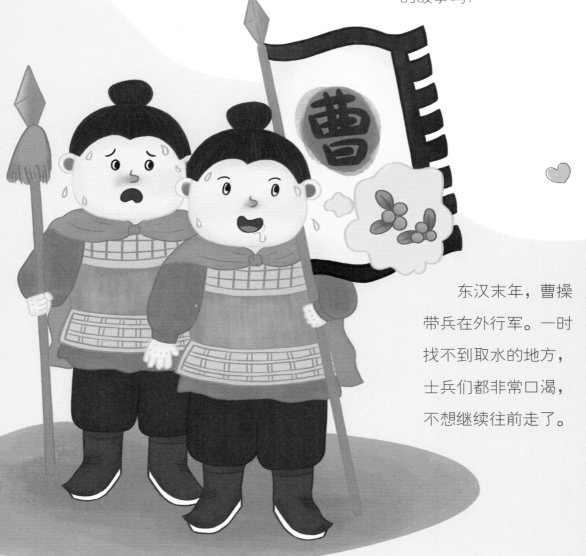

东汉末年,曹操带兵在外行军。一时找不到取水的地方,士兵们都非常口渴,不想继续往前走了。

曹操就骗他们说："前面有个很大的梅树林，梅子又酸又甜，可以解渴。"士兵们听了，想到酸甜的梅子，不禁流出了口水，一下子就不觉得那么口渴了，于是打起精神继续前进，后来终于找到了水源。

那么，口水真的可以止渴吗？

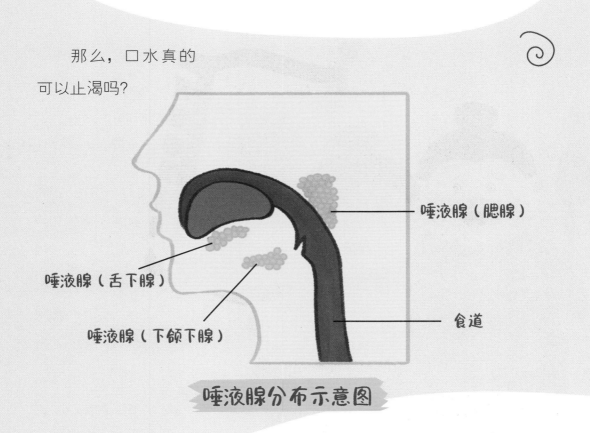

唾液腺（腮腺）

唾液腺（舌下腺）

唾液腺（下颌下腺）

食道

唾液腺分布示意图

口水，医学上叫作唾液，是一种无色、透明的液体，主要由位于口腔中的唾液腺分泌。口水中大部分是水，只有小部分是蛋白质和酶等其他物质。

虽然口水的主要成分是水，但是口水中的水分远不足以补充人体所需，所以口水并不能止渴。当感到口渴时，我们还是要尽快通过喝水来补充水分。

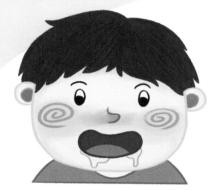

口水虽不能止渴，但有很多其他的作用。比如：口水可以湿润我们的口腔，帮助我们咀嚼和消化食物；口水还能抗菌杀菌，保护我们的牙齿和口腔。

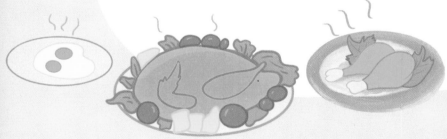

所以，口水是我们身体中必不可少的重要物质哟！

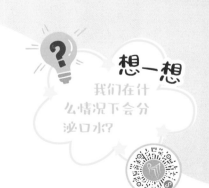

想一想

我们在什么情况下会分泌口水？

扫码获取答案

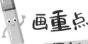画重点

虽然口水中大部分都是水，但是口水中的水分太少，并不足以止渴。

为什么皮肤是人体的"保护套"？

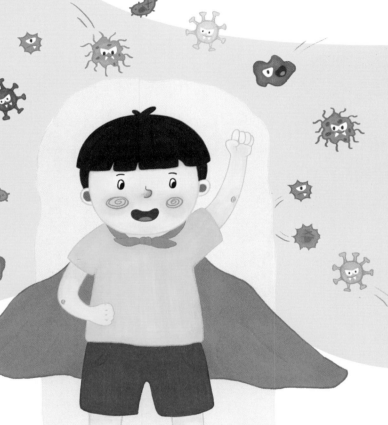

我们周围的环境中存在着各种各样的细菌、病毒。

我们虽然每天接触这么多的细菌和病毒，但并不会轻易生病，这是为什么呢？

这是因为我们的身体有一件"保护套"——皮肤。皮肤长在身体的表面，并覆盖全身。它虽然只有薄薄的一层，却是保护人体的第一道防线。

皮肤可以起到屏障作用，阻止外界有害物质进入人体，还能够反射和吸收一部分紫外线，防止紫外线伤害人体。

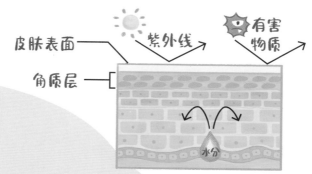

皮肤表面　　紫外线　　有害物质

角质层

水分

皮肤屏障功能示意图

同时，皮肤也能防止身体内各种营养物质、水分和电解质的流失。

皮肤还可以调节体温。身体温度低时，皮肤的毛孔会收缩，减少散热。

身体温度高时，皮肤中的汗腺就会排汗散热。皮肤通过保温和散热的方式，让我们的体温保持在正常水平。

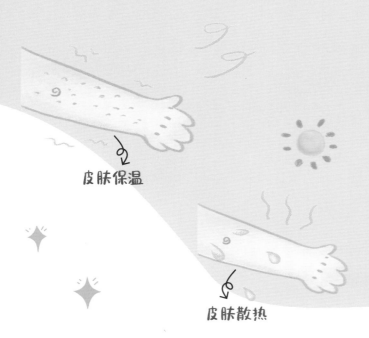

皮肤保温

皮肤散热

皮肤包含大量的胶原纤维和弹性纤维，这些纤维使皮肤既坚韧又柔软，从而可以缓冲外来的压力。

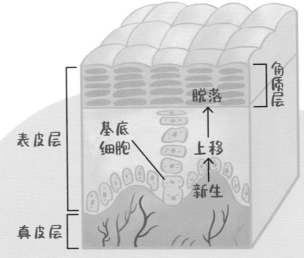

角质层

脱落

表皮层

基底细胞

上移

新生

真皮层

皮肤新陈代谢过程示意图

皮肤细胞有新陈代谢的能力。新的皮肤细胞代替老的皮肤细胞，周期为 28 天左右。老的皮肤细胞变成皮屑脱落时，也会带走身体上的细菌。

想一想

用力搓澡会伤害自己的皮肤吗？

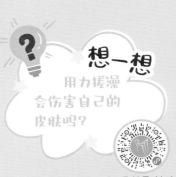

扫码获取答案

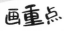

画重点

皮肤是人体的"保护套"，是一道强有力的屏障。

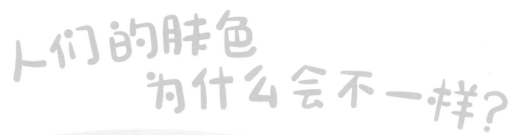

人们的肤色为什么会不一样？

在生活中，我们会发现有些外国人的肤色和我们不一样，这是为什么呢？

这和光照强度、生物遗传因素、黑色素分泌量的多少等因素有关。

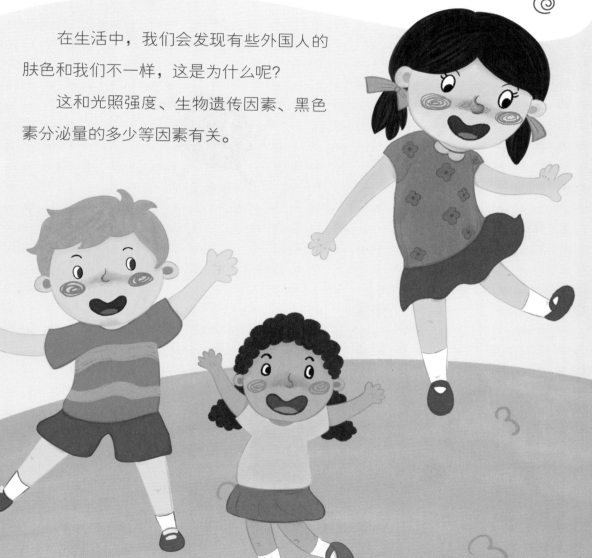

黑色素是一种
储存在皮肤或者毛
发中的生物色素。

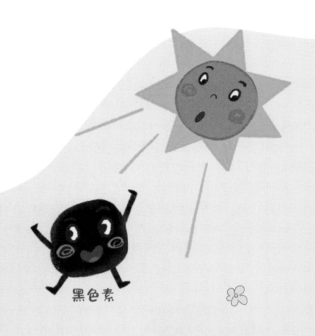

黑色素

黑色素可以有效吸收
阳光中的紫外线，减少紫外
线对皮肤的损伤。

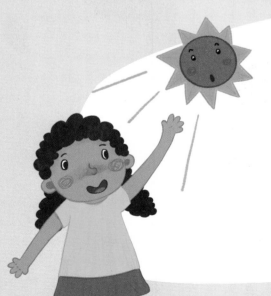

在非洲的热带地区，阳光充沛、
紫外线强烈，居住在那里的人们随之
进化，皮肤中会产生更多的黑色素来
抵挡阳光中的紫外线，所以他们的皮
肤颜色较深，呈棕色或黑色。

这种适应环境的进化会代代相传，即使他们移居到阳光不太强烈的地区，黑色或棕色的皮肤仍然会被遗传下来，所以他们后代的皮肤还是黑色或棕色的。

在亚洲的亚热带、温带地区，阳光强度适中，因此该地区的人们皮肤内的黑色素含量要比热带地区的人少，比寒带地区的人多，所以肤色也居中，偏黄色。

欧洲因为光照强度较弱，居住在那里的人们皮肤内的黑色素含量也较少，所以肤色最浅。

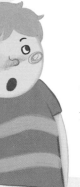

画重点

由于光照强度、生物遗传因素、以及黑色素分泌量的多少等因素不同，不同地区的人的肤色也会有所不同。

想一想

如果我们到阳光充足的地区居住，我们的皮肤也会变黑吗？

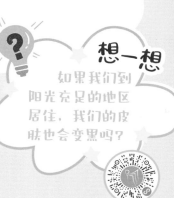

扫码获取答案

多晒太阳真的可以补钙吗？

晒太阳可以补钙，多晒太阳，你就可以长得高高的，变得壮壮的！

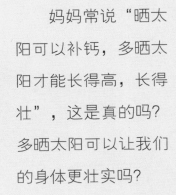

妈妈常说"晒太阳可以补钙，多晒太阳才能长得高，长得壮"，这是真的吗？多晒太阳可以让我们的身体更壮实吗？

人体大部分的钙分布在骨骼和牙齿中，起到维持骨骼和牙齿硬度等作用。

婴幼儿期，大脑和身体的生长发育迅速，乳牙萌出，体内的钙含量将直接影响婴幼儿的生长发育。

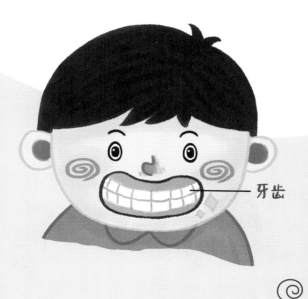

牙齿

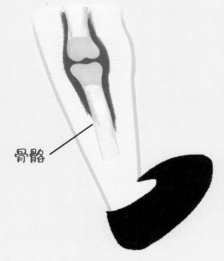

骨骼

学龄前至青春期，身体的增长速度很快，对钙的需求量也随之增加。钙含量不足，会影响人体的生长发育和健康。

人体从食物中获取钙质，却难以直接消化吸收它，这时就需要维生素 D 来帮忙。

不过，大多数情况下，人们在食物中能摄取的维生素D的量很少，难以满足人体所需。

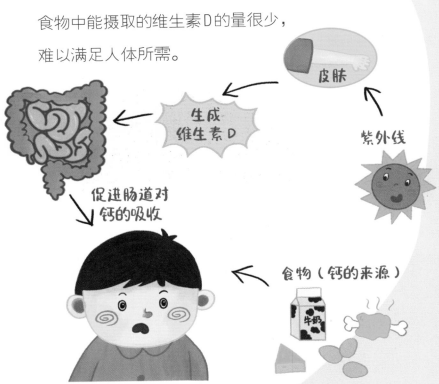

皮肤

生成维生素D

紫外线

促进肠道对钙的吸收

食物（钙的来源）

牛奶

阳光中的紫外线可以帮助身体生成维生素D，提高身体对钙质的吸收率和利用率。

所以，经常晒太阳其实能促进钙的吸收，让我们长得又高又壮，而不是能补钙。

不过，晒太阳要在合适的时间段，也不能晒太久哟！

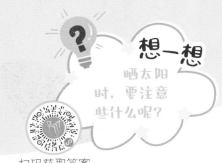

想一想

晒太阳时，要注意些什么呢？

扫码获取答案

✏️ **画重点**

阳光中的紫外线能使人体生成维生素D。维生素D是骨骼代谢的重要物质，能促进钙质的吸收。充足的钙可以让小朋友长得更高，身体更强壮。

皮肤为什么会被晒黑？

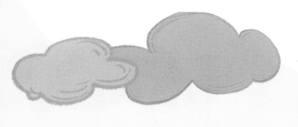

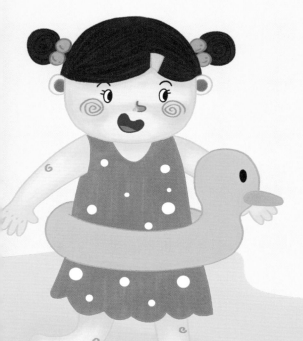

暑假，我们去海边玩沙子、玩水、晒太阳，但没过多久，我们就被晒得黑黑的了。为什么会这样呢？

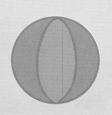

事实上，皮肤变黑，与阳光中的紫外线有关。紫外线有三种波长，长波（UVA）、中波（UVB）和短波（UVC）。

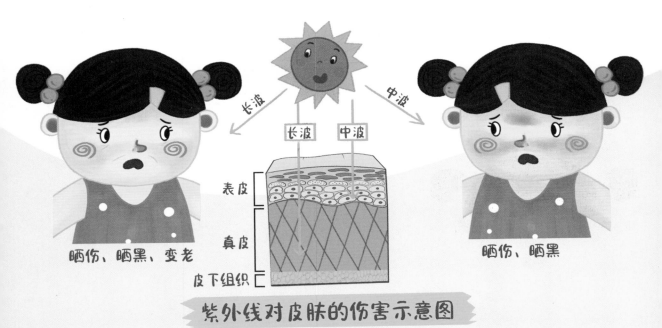

紫外线对皮肤的伤害示意图

其中能使我们皮肤变黑的是长波和中波。中波会造成皮肤被晒伤、晒黑，长波不仅会造成皮肤被晒伤、晒黑，还会使皮肤老化。

皮肤长时间暴露在阳光下，会吸收大量紫外线，过量的紫外线照射会损伤皮肤。

这个时候，我们的皮肤就会启动自我保护机制，皮肤基底层的黑色素细胞迅速活跃，经过一系列转化，生成黑色素。

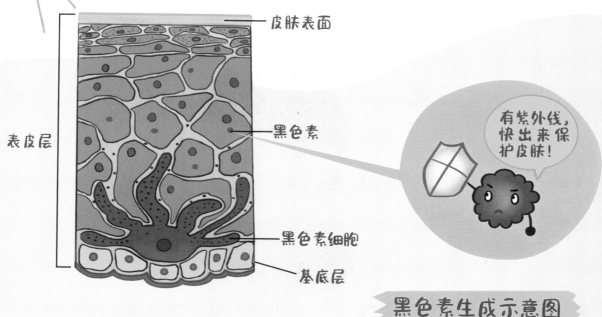

皮肤表面

表皮层

黑色素

黑色素细胞

基底层

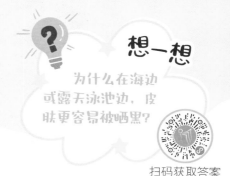

有紫外线，快出来保护皮肤！

黑色素生成示意图

黑色素像一个个战士，举起盾牌抵挡紫外线的进攻，保护我们的皮肤不受伤害。

大量的黑色素聚集在皮肤表层，我们就会发现自己变黑了。暴晒时间越久，皮肤产生的黑色素越多，皮肤就越黑。

？ 想一想

为什么在海边或露天泳池边，皮肤更容易被晒黑？

扫码获取答案

画重点

皮肤会被阳光晒黑，是因为皮肤为了抵御紫外线，产生了大量的黑色素。

33

皮肤上为什么会有痣？

我们来玩"找一找"的游戏吧！找一找自己或爸爸妈妈的皮肤上有没有一些痣。

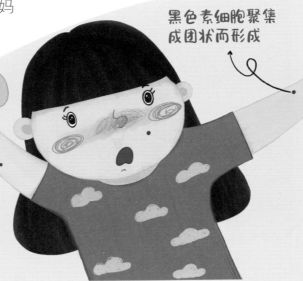

黑色素细胞聚集成团状而形成

痣

黑色素痣

表皮层

真皮层

有黑色素痣的皮肤结构示意图

大多数人身上都会有痣。这些痣是由一群良性的黑色素细胞，在皮肤表皮与真皮的交界处聚集成团状而形成的。

痣的颜色深浅不同。黑色素细胞积聚的量多，且位置靠近皮肤浅表的痣，颜色看起来就深一点；黑色素细胞积聚的量少，且位置靠下的痣，颜色看起来就浅一点。

有些痣是一出生就有的，也有些痣是伴随着我们的成长而出现的。

大部分痣是无害的，也不影响身体健康，可以长期跟人体共存。只有极少数长在易摩擦部位的痣，因长期受到刺激，容易恶变成黑色素瘤。

如果发现痣迅速增大，颜色发生变化，边缘不规则，底部潮红较硬，或表面发生溃疡、结痂，就要注意了，这些现象可能是痣恶变的信号。

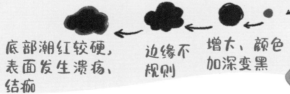

底部潮红较硬，表面发生溃疡、结痂

边缘不规则

增大、颜色加深变黑

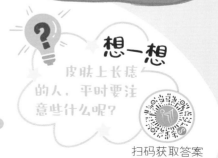

不过也不必过分恐惧和忧虑，只要密切观察，及时就医就行。

画重点

皮肤上的小黑痣是良性的黑色素细胞在表皮与真皮的交界处聚集成团状而产生的。

想一想

皮肤上长痣的人，平时要注意些什么呢？

扫码获取答案

皮肤破了为什么会流血?

我们非常喜欢在公园玩耍，跑跑跳跳，好快乐。但一不小心就会摔一跤，膝盖磕到地面后会破皮出血，好疼啊！你知道为什么皮肤破了会流血吗？

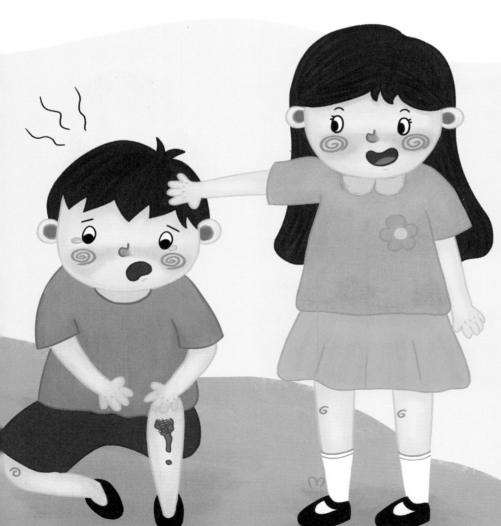

我们的皮肤分很多层，最上面的表皮层比较耐磨，里面没有血管。

表皮层的下面是真皮层，里面有丰富的血管和神经。

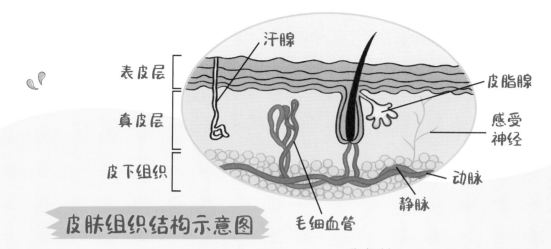

表皮层
真皮层
皮下组织

汗腺
皮脂腺
感受神经
动脉
静脉
毛细血管

皮肤组织结构示意图

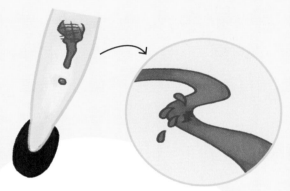

皮下毛细血管破裂

我们摔跤后，皮肤受到外力撞击或摩擦会破损，皮下的毛细血管也会因为受到强烈的挤压和摩擦而破裂，血就会从皮肤破损的地方流出来。

一般小的磕碰，即使皮肤磨破出血了，也能很快止住。

如果伤口比较深，皮下的大血管破裂了，就会有大量的血液流出，当失血量过多，不能及时止血时，人就会有生命危险。

画重点

皮肤里面有很多血管，如果皮肤破了伤到血管，血管里的血液就会从皮肤破损的地方流出来。

想一想

皮肤破了会自己愈合吗？

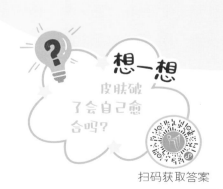

扫码获取答案

泡澡后，手脚部位的皮肤为什么会变得皱皱的？

相信很多人都有过这样的疑问：长时间泡澡或者游泳后，手脚部位的皮肤为什么会变得皱皱的呢？

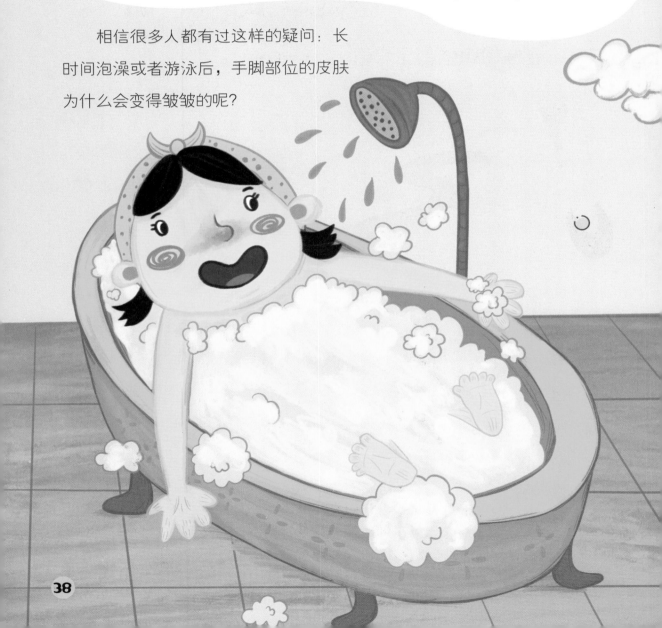

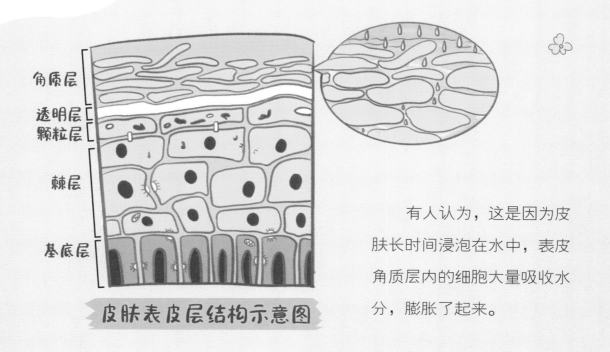

角质层

透明层

颗粒层

棘层

基底层

皮肤表皮层结构示意图

有人认为，这是因为皮肤长时间浸泡在水中，表皮角质层内的细胞大量吸收水分，膨胀了起来。

然而事实并非如此。研究表明，手脚部位的皮肤出现褶皱是由人体自主神经（不受人体意志支配的神经）控制的。

当皮肤长时间泡在水里，人体自主神经就会发出指令，让手脚部位皮肤下的组织血管收缩。

皮肤下的组织血管收缩了，但皮肤的表面积没变，所以皮肤表面就会出现像葡萄干一样的褶皱。

不过不用担心，泡水后发皱的皮肤，不久就会恢复正常。

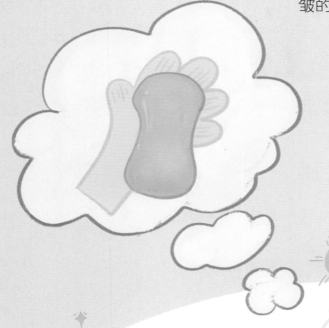

想一想

手脚部位的皮肤泡水后起皱，对我们有什么作用吗？

扫码获取答案

✏️ **画重点**

长时间泡澡或游泳后，人体自主神经会发出指令，让手脚部位皮肤下的组织血管收缩，而皮肤的表面积没变，因此皮肤表面会变得皱皱的。

为什么我们的手臂和双腿能屈能伸？

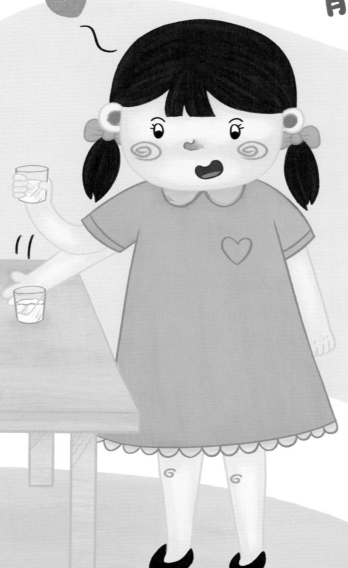

我们拿水杯喝水时，需要先伸展手臂后再弯曲手臂；走路时，双腿也需要不断地伸展、弯曲，才能迈步。

那么，为什么我们的手臂和双腿能屈能伸呢？

身体是由骨架支撑的，骨头和骨头之间是通过韧带连接到一起的，骨头与骨头之间相连接的地方叫作关节。有了关节，我们的肢体才能活动。

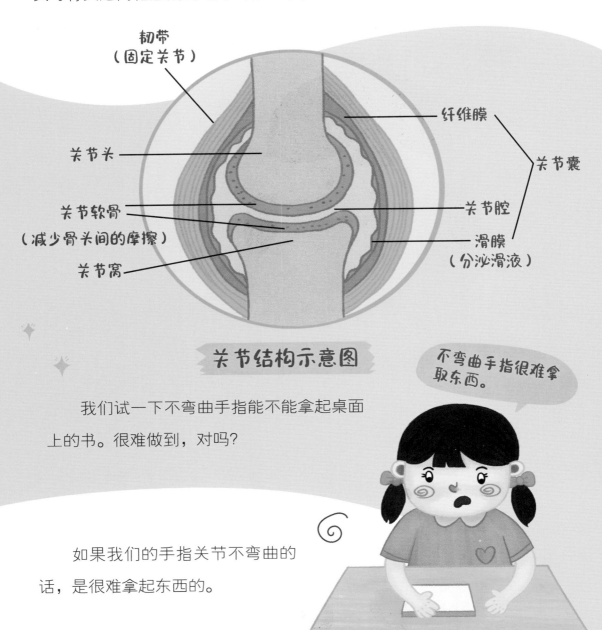

韧带
（固定关节）

关节头

关节软骨
（减少骨头间的摩擦）

关节窝

纤维膜

关节囊

关节腔

滑膜
（分泌滑液）

关节结构示意图

不弯曲手指很难拿取东西。

我们试一下不弯曲手指能不能拿起桌面上的书。很难做到，对吗？

如果我们的手指关节不弯曲的话，是很难拿起东西的。

要保护好我们的韧带哟！

除了手指，我们的肩膀、手臂、手腕、髋部、脚踝和脚趾等部位都有关节。

有了关节，我们的身体就可以进行写字、走路、弯腰和跳跃等不同的活动了。

当我们运动时，关节上的韧带能维持关节的稳定性。

一旦韧带被拉伤，就很可能造成关节扭伤、骨头错位等伤害。所以无论做什么运动，我们都要提前做好热身，适当拉伸韧带，避免受伤。

想一想

我们身体中哪个关节是最大的？

扫码获取答案

画重点

关节通过韧带连接骨头，韧带能加强关节的稳定性和灵活性。它们互相作用，使得我们的手脚能屈能伸。

为什么蹲久了腿会麻麻的?

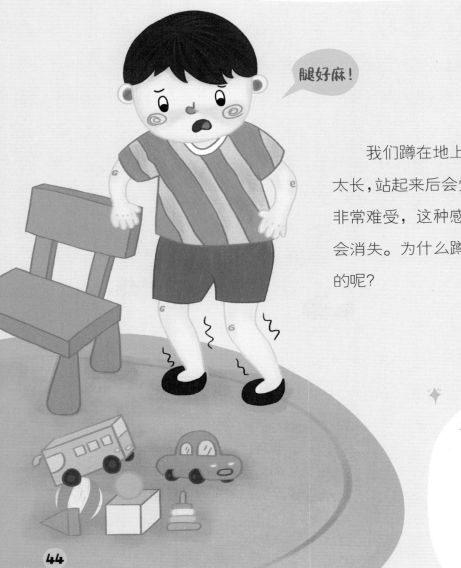

腿好麻!

我们蹲在地上玩玩具的时间太长,站起来后会觉得腿麻麻的,非常难受,这种感觉过一会儿才会消失。为什么蹲久了腿会麻麻的呢?

腿产生麻麻的感觉是神经"不舒服"发出的信号。

44

下蹲时间久了，腿部神经和血管长时间被压迫，血液不能顺畅地顺着血管向下肢输送氧气和营养，造成下肢缺氧、缺血，腿部就会发麻。

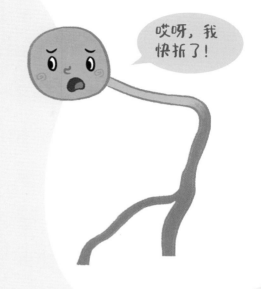

哎呀，我快折了！

但是，为什么我们蹲着时不觉得腿麻，站起来才觉得腿麻呢？

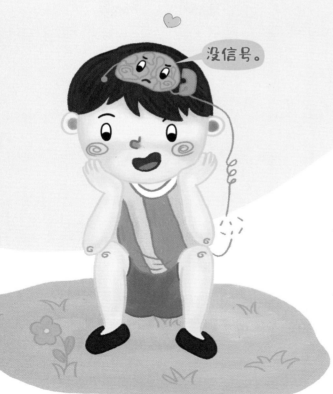

没信号。

原来，人体的感觉是靠神经向大脑传递信号的。

蹲着时，下肢处于紧张状态，腿部的神经受到压迫，不能很好地向大脑传递信号，大脑接收不到腿部的信号。

当人站立起来后，血液畅通了，神经信号的传导恢复正常了，神经又像之前一样敏感，所以大脑立刻就感知到腿麻了！

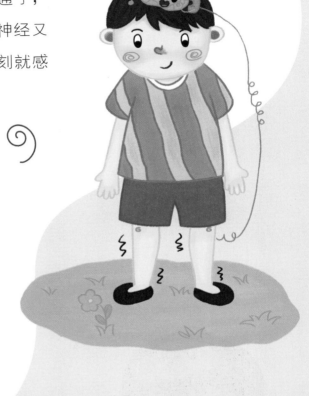

腿麻了！

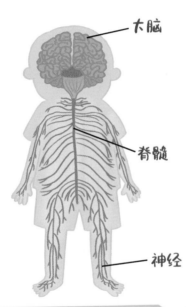

大脑

脊髓

神经

神经系统示意图

想一想
为什么蹲久了起身会感觉头晕？

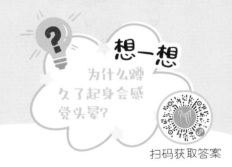

扫码获取答案

画重点

下蹲时间太久，会造成腿部缺氧、缺血，所以腿会发麻。而蹲着时没有麻木感，是由于腿部神经受到压迫，不能把受到的刺激准确、及时地传递给大脑。站起身后，神经传导恢复，人就能感觉到腿脚麻麻的了。

睡觉为什么会落枕？

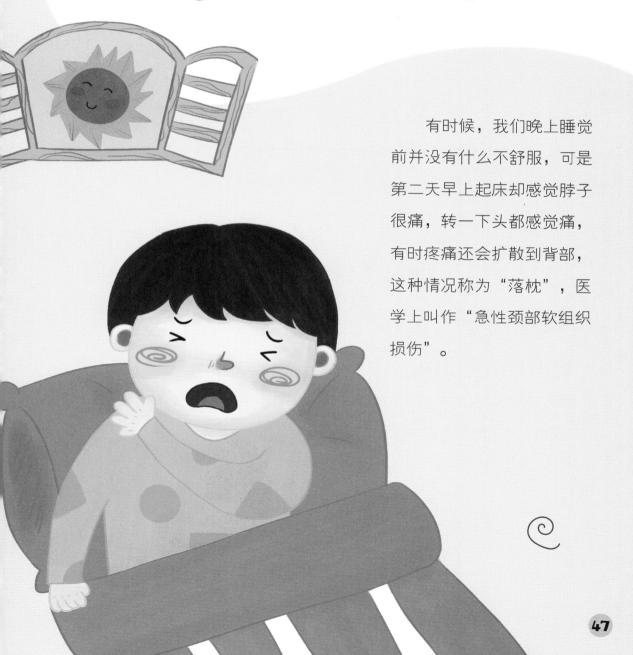

有时候，我们晚上睡觉前并没有什么不舒服，可是第二天早上起床却感觉脖子很痛，转一下头都感觉痛，有时疼痛还会扩散到背部，这种情况称为"落枕"，医学上叫作"急性颈部软组织损伤"。

那么，为什么睡觉时会落枕呢？

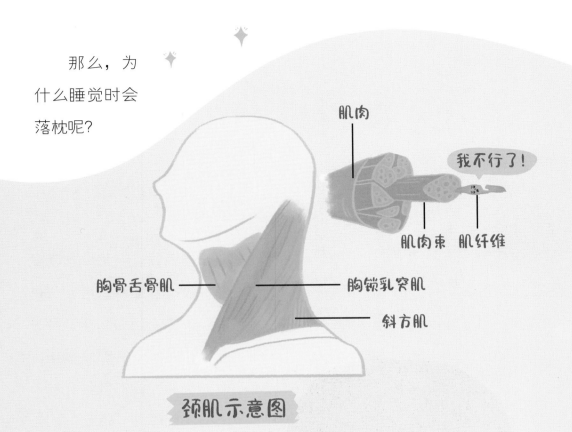

肌肉

我不行了！

肌肉束　肌纤维

胸骨舌骨肌　　　　胸锁乳突肌

斜方肌

颈肌示意图

落枕常见的原因有三个：

①睡觉时枕头过高、过低或过硬，使颈部肌肉长时间处于紧张状态，引起颈部肌肉扭伤。

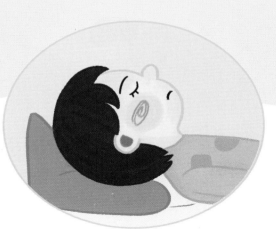

枕头高度
不合适

②睡姿不好，颈部过度扭转，或长时间向一个方向倾斜。

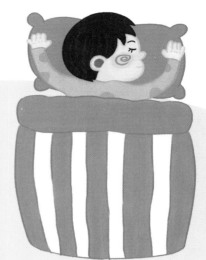

③夏天睡觉时，颈部对着风扇、空调或者窗户的风口，导致寒气入侵，颈部受凉。

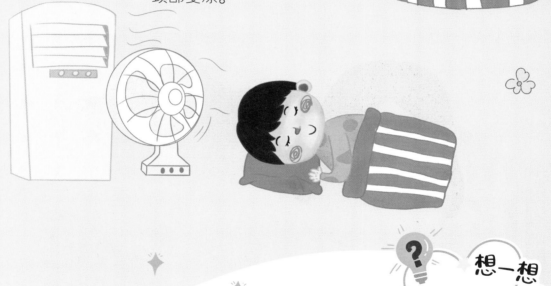

想一想

落枕了，该怎么处理？

扫码获取答案

✏️ **画重点**

落枕是枕头不合适、睡姿不好、颈部受凉等原因导致的急性颈部软组织损伤，会造成脖子和背部疼痛。

我们为什么会抽筋？

晚上，我们坐在床边，可能会突然感觉小腿疼痛，而且小腿肌肉摸起来硬硬的。

这种情况应该是小腿"抽筋"了。我们为什么会抽筋呢？

其实，抽筋是一种很常见的肌肉痉挛症状，多见于腿部，表现为局部肌肉突然不受控制地收缩，变得僵硬，肢体难以动弹，我们会感到疼痛难忍。

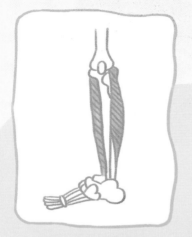

休息状态下的
小腿肌群

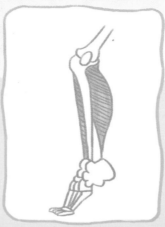

收缩状态下的
小腿肌群

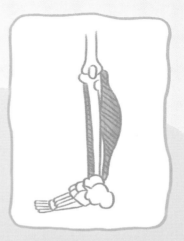

因抽筋无法放松的
小腿肌群

这种疼痛通常会持续数秒或者数十秒，然后会自行慢慢减弱，直至恢复正常。

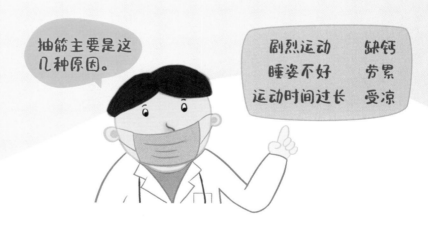

抽筋主要是这几种原因。

剧烈运动　缺钙
睡姿不好　劳累
运动时间过长　受凉

做剧烈运动、运动时间过长、劳累、受凉、睡姿不好、缺钙等，都可能会引起抽筋。

如果你正处于生长发育期，时常出现夜间腿抽筋的现象，这很可能是身体缺钙的信号。

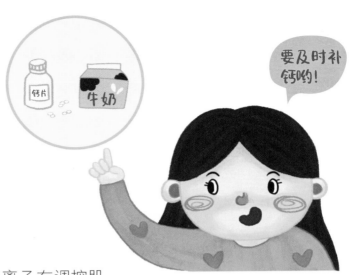

要及时补钙哟！

因为身体里的钙离子有调控肌肉收缩的作用，当血液里的钙离子缺少的时候，肌肉就容易产生兴奋而收缩，导致抽筋。

当然，出现上述情况也不必太担心，只要及时补充足够的钙质（比如钙片、牛奶等），就能减少抽筋现象的发生。

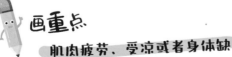

画重点

肌肉疲劳、受凉或者身体缺钙等，都可能导致抽筋。

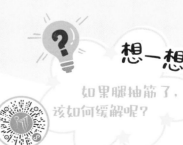

想一想

如果腿抽筋了，该如何缓解呢？

扫码获取答案

运动后，肌肉为什么会酸痛？

我们都知道，运动对身体健康有益处，所以我们会打羽毛球、跳绳……

但是一番运动之后，第二天起床，我们会感觉自己的胳膊、腿都是疼的。家长会告诉我们，这是肌肉酸痛，是正常的。

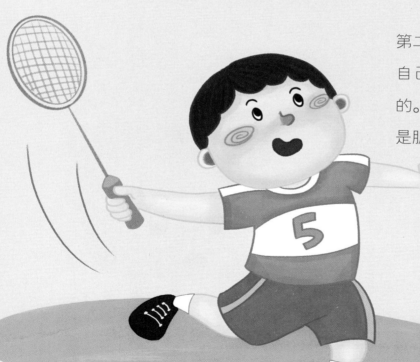

那么，为什么运动后肌肉会酸痛呢？

其实，运动后肌肉酸痛是肌肉在适应运动强度时做出的反应。产生肌肉酸痛的原因一般有以下两种：

①代谢产物堆积。运动时，肌肉收缩需要能量和氧气。肌肉反复收缩，消耗过多的能量和氧气，就会产生乳酸等代谢产物。

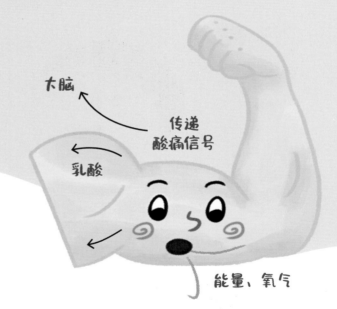

大脑

传递
酸痛信号

乳酸

能量、氧气

运动时间越长或运动强度越剧烈，肌肉产生的代谢产物就越多。

代谢产物在肌肉内大量堆积，会把疼痛的信号传到大脑，我们就会产生酸痛的感觉。这种原因导致的肌肉酸痛一般出现在运动过程中或者运动结束后几小时内。

②肌纤维损伤。在完成运动的24小时后，我们仍有可能感觉到肌肉酸痛。

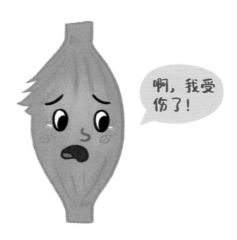

啊，我受伤了！

这是因为在较剧烈的运动过程中，肌肉的收缩与伸展有时会造成肌纤维的微小撕裂和破损。

肌肉在恢复过程中会出现肿胀，从而压迫周围的组织，导致酸痛。

以上两种原因造成的肌肉酸痛，通过静养，大部分是可以自行缓解的。

胳膊疼！

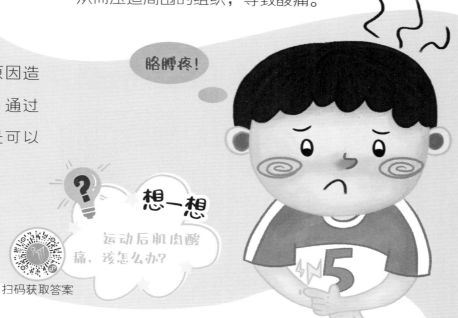

想一想

运动后肌肉酸痛，该怎么办？

扫码获取答案

画重点

运动后产生肌肉酸痛，最常见的原因是代谢产物堆积。如果24小时后仍然感觉肌肉酸痛，那可能是肌纤维撕裂和破损引起的。

持续运动锻炼，能使人长出肌肉吗？

在电视上，我们能看到那些经常运动锻炼的人，将手臂弯曲上抬时，肌肉块非常突出。

相较之下，普通人手臂上的肌肉就没有那么明显。

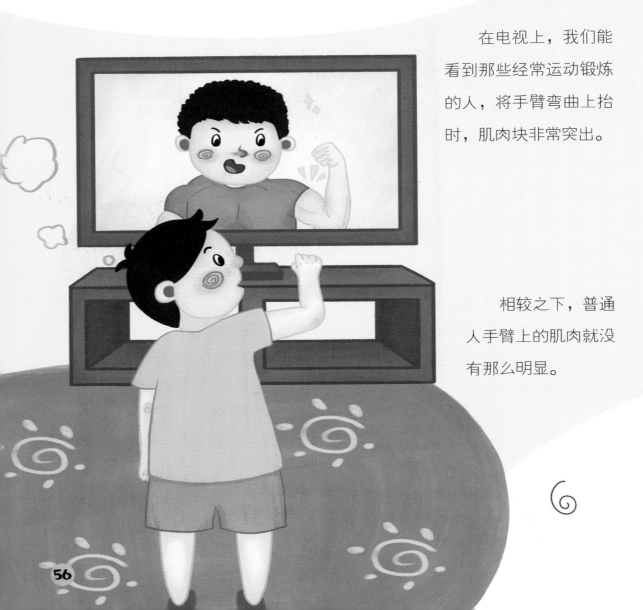

那么，通过持续的运动锻炼，能使人长出肌肉吗？

我们身上有 639 块肌肉，这些肌肉主要由肌纤维组成。肌纤维的长度、质量、体积差别很大，最长的肌纤维可达 60 厘米，最短的仅有 1 毫米左右。

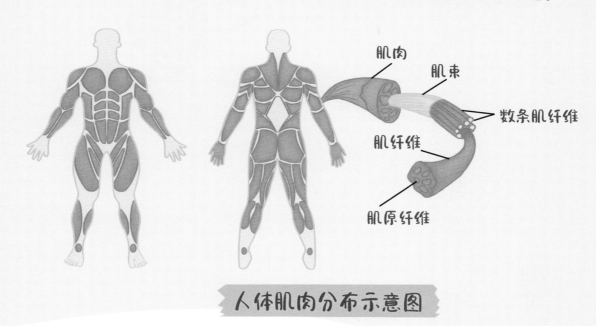

肌肉

肌束

数条肌纤维

肌纤维

肌原纤维

人体肌肉分布示意图

很多的肌纤维紧密结合在一起组成肌束，这些肌束又紧密结合在一起，外面被一层膜包住，形成一块一块的肌肉。

大块的肌肉约有 2 千克，小块的肌肉仅有几克。

从外表上看，通过持续的运动锻炼，肌肉体积会明显增大，也就是"长肌肉"了。

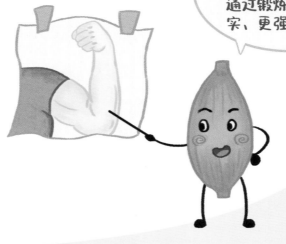

虽然我们的数量没有增加，但是我们通过锻炼变得更结实、更强壮了！

但其实，锻炼只是让我们的肌纤维变大、变粗，肌肉变得粗壮结实，力量增加，肌纤维的数量是不变的。

如果你还未满18岁，先不要急于练出大块肌肉。平常可以多进行游泳、慢跑等提高耐力的运动锻炼，这样可以让你快快地长高，身体棒棒的。

想一想

肌肉的作用是什么？

扫码获取答案

✏️ **画重点**

持续的运动锻炼能使肌肉变大、变粗，更有力量，但是肌纤维的总数量是不变的。"长肌肉"是肌肉变大，而不是变多。

为什么撞到头会肿起个包?

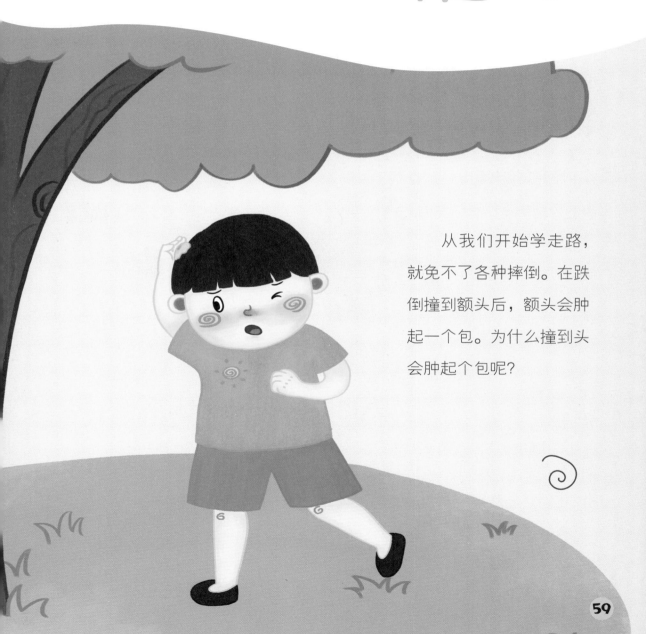

从我们开始学走路,就免不了各种摔倒。在跌倒撞到额头后,额头会肿起一个包。为什么撞到头会肿起个包呢?

其实，这是一种常见
的头部外伤，医学上叫作
"头皮血肿"。

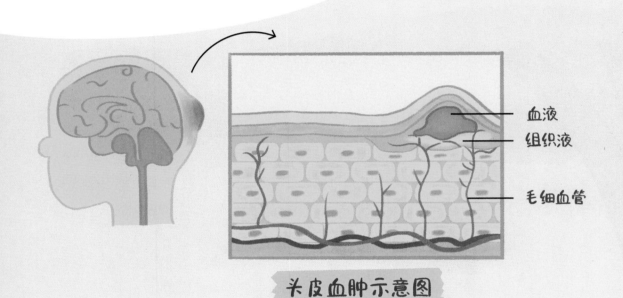

血液

组织液

毛细血管

头皮血肿示意图

　　头皮是包在颅骨外面的一层很薄的
皮肤，头皮内含有丰富的毛细血管。

　　我们头部的脂肪和肌肉较少，在头部受到外力撞
击后，脂肪和肌肉提供的缓冲有限，头皮内的毛细血管
就容易破裂出血。

此时，头皮依然完好，并没有破损，血液无法流出，也无法向内部坚硬的颅骨扩散，只能堆积在薄薄的头皮下面，头皮就会向外鼓起一个包。

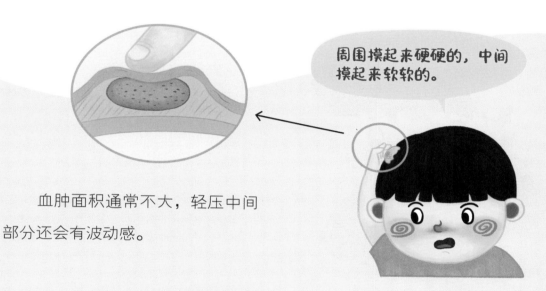

周围摸起来硬硬的，中间摸起来软软的。

血肿面积通常不大，轻压中间部分还会有波动感。

肿块内血液达到一定量后，产生的压力会压迫血管达到止血的效果，血肿就不再继续增大。

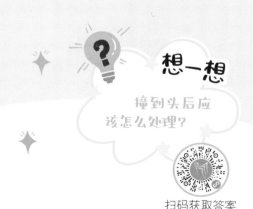

想一想

撞到头后应该怎么处理？

扫码获取答案

✏️ **画重点**

我们撞到头后，头皮内的毛细血管破裂流血，血液积聚在薄薄的头皮下面，头上就会出现一个明显凸起的肿包。

伤口为什么会红肿？

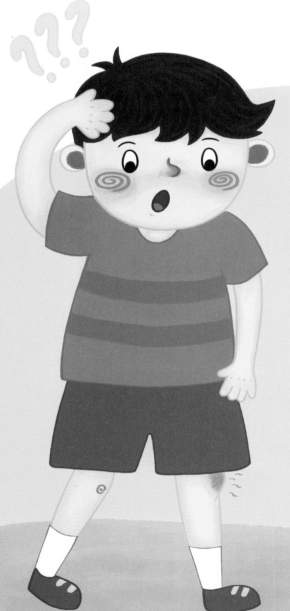

虽然磕破的皮肤经过处理后出血会很快被止住，但过一段时间，伤口和周围的皮肤会变得又红又肿。这是为什么呢？

皮肤上面寄生着很多的病菌等微生物，因为皮肤有防御功能，所以能与这些微生物长期和平相处。

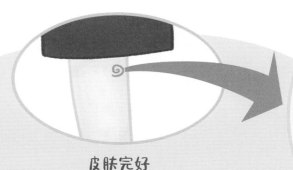

皮肤完好

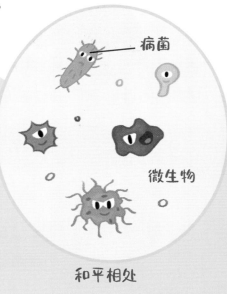

病菌

微生物

和平相处

一旦皮肤出现破损，作为保护的屏障被破坏了，皮肤上寄生的病菌等微生物就会从伤口进入我们的身体。

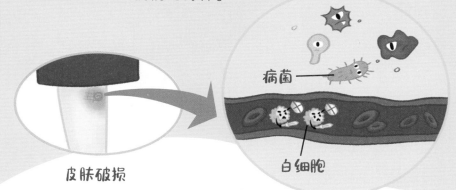

病菌

皮肤破损

白细胞

准备战斗

不过不用担心，我们的体内还有保护我们的"卫士"。一旦病菌入侵，伤口处的血管就会开始变大、变粗，这时候，人体的"卫士"——白细胞就准备好要出来和病菌战斗了。

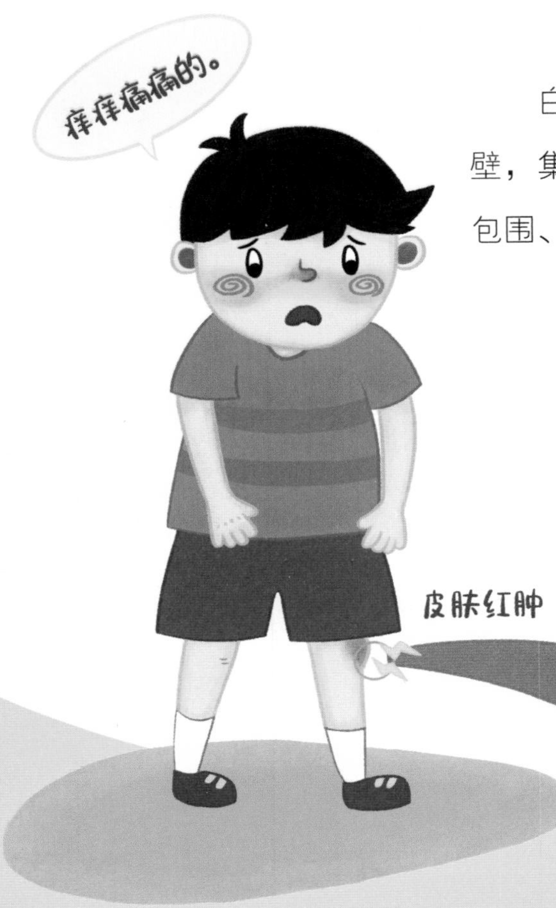

痒痒痛痛的。

白细胞能通过变形穿过毛细血管壁，集中到病菌入侵的地方，将病菌包围、吞噬。

血管变大、变粗会让皮肤隆起，看起来就是肿了。血管变大、变粗后，血流量变大，伤口就会发红、发热。

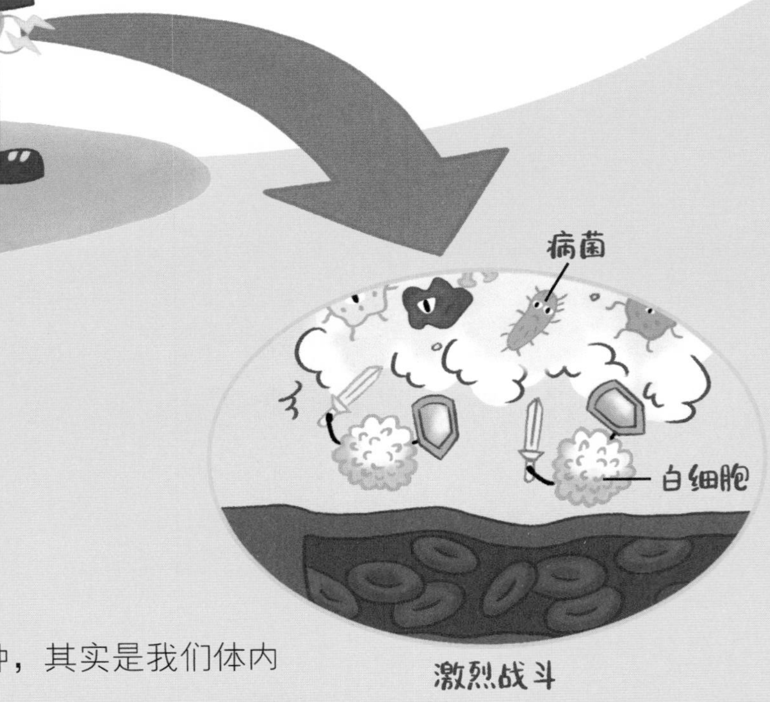

皮肤红肿

病菌

白细胞

激烈战斗

伤口变得红肿，其实是我们体内的白细胞为了保护我们，在和病菌激烈战斗呢！

当病菌或者其他有害物质被白细胞消灭后，皮肤的红肿也就慢慢消失了。

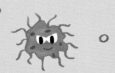

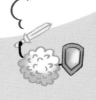

如果我们的身体免疫力比较差，或者没有护理好伤口，白细胞不能有力地消灭病菌时，伤口就会持续红肿、发炎。

如果伤口一直处于发炎状态，会严重影响伤口愈合。

想一想

哪些原因可能会造成伤口感染、发炎？

扫码获取答案

✏️ **画重点**

伤口愈合过程中出现红肿，是因为伤口处的血管变大、变粗，血流量变大，进而聚集更多的白细胞抵抗病菌。

有些伤口为什么会留下疤痕？

当我们的皮肤出现伤口后，爸爸妈妈总是小心翼翼地护理，生怕留下疤痕。但即使非常小心地护理，有些伤口还是留下了疤痕，这是为什么呢？

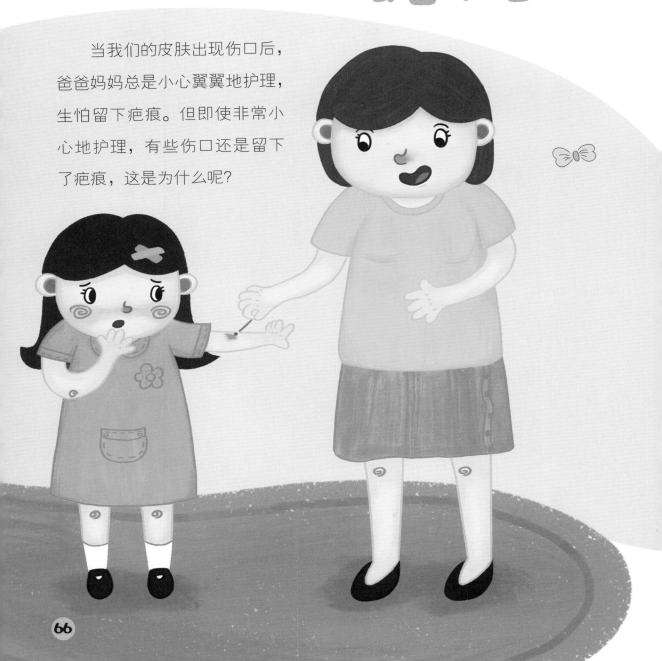

疤痕的形成跟创伤的轻重有关。创伤重，伤得深，就容易形成疤痕。

皮肤一旦出现伤口，人体就会自动启动神奇的"再生愈合"程序，但处于表皮层和真皮层的伤口愈合情况是不一样的。

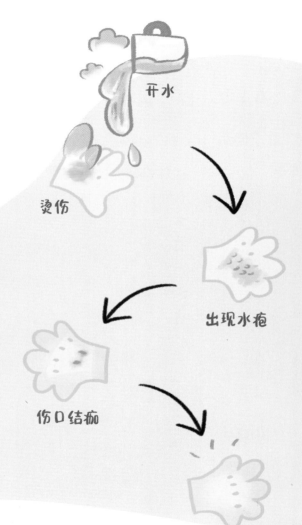

开水

烫伤

出现水疱

伤口结痂

如果伤口在表皮层，表皮角质会形成新的细胞组织来填补，不会留下疤痕。如果创伤很轻，就算伤及表皮层以下，也不会留下疤痕。

比如烫伤后出现小水疱，一段时间后，小水疱就会被吸收，伤口会结痂、脱落，最后皮肤上什么疤痕也不会留下。

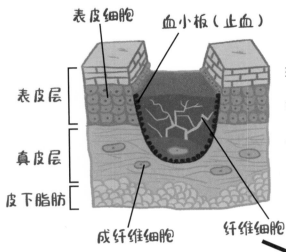

表皮细胞　血小板（止血）

表皮层

真皮层

皮下脂肪

成纤维细胞　纤维细胞

如果伤口深及真皮层，程度又比较严重，在血小板为皮肤止血、免疫细胞为皮肤消炎后，新生毛细血管与成纤维细胞生长，形成肉芽组织，填充受损区域。

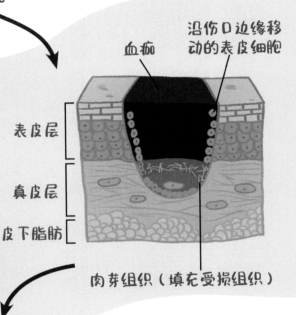

血痂　沿伤口边缘移动的表皮细胞

表皮层

真皮层

皮下脂肪

肉芽组织（填充受损组织）

随后，肉芽组织逐渐发育为强韧的纤维组织。

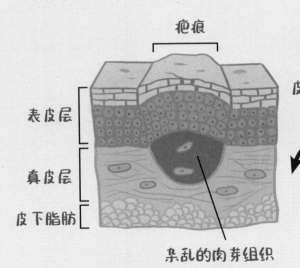

疤痕

表皮层

真皮层

皮下脂肪

杂乱的肉芽组织

为了防止伤口裂开，皮肤有时会修复过度，于是就形成了疤痕。

疤痕的形成过程示意图

虽然疤痕不好看，但它是为了让伤口更好地愈合而出现的。

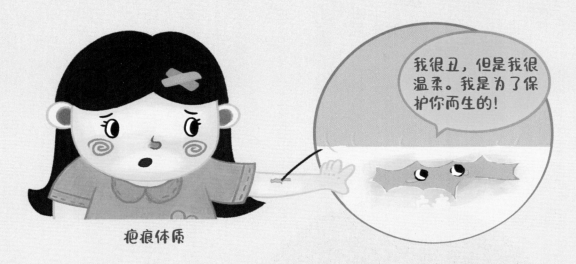

我很丑，但是我很温柔。我是为了保护你而生的！

疤痕体质

一般来说，伤口越小越轻，疤痕也会越小。但每个人的身体情况不一样，同样的创伤在不同的人身上，形成的疤痕情况也不同。

有一些疤痕体质的人，他们的伤口愈合后，疤痕还会继续增大，看起来比较严重。

想一想

怎样减轻疤痕？

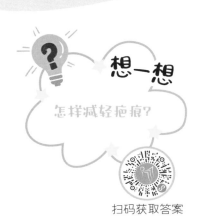

扫码获取答案

 画重点

疤痕的形成和创伤的轻重有关。如果伤到真皮层，那么皮肤愈合后，多数会留下疤痕。

我们的血液 为什么是红色的？

如果问你血液是什么颜色，你一定会不假思索地说，是红色的！那么，为什么我们的血液不是蓝色或者绿色，而偏偏是红色的呢？

血液的红色是因为红细胞。

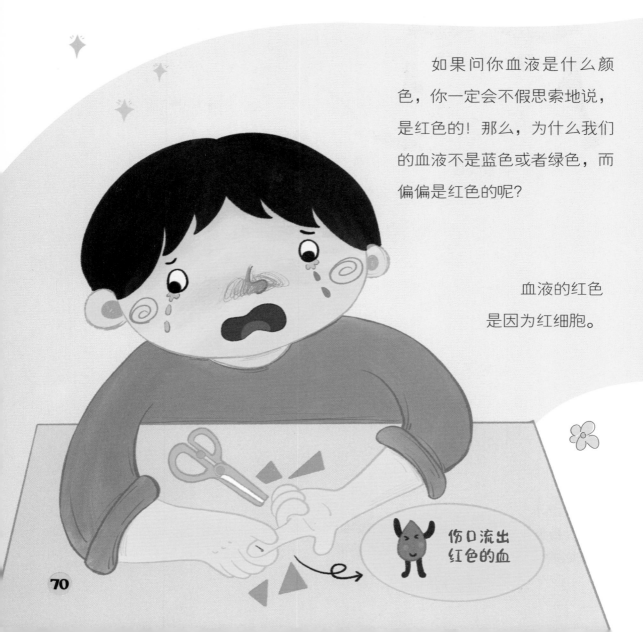

伤口流出红色的血

红细胞是血液中数量最多的一种血细胞。

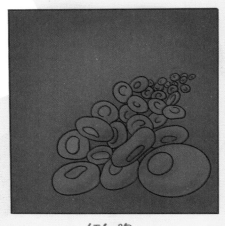

红细胞

红细胞中富含红色含铁的血红蛋白，血红蛋白在含氧量高的地方容易与氧结合，在含氧量低的地方又容易与氧分离。

血红蛋白的这一特性，使红细胞具有运输氧的功能。

血红蛋白含氧量多时，血液呈鲜红色（动脉血）；血红蛋白含氧量少时，血液呈暗红色（静脉血）。

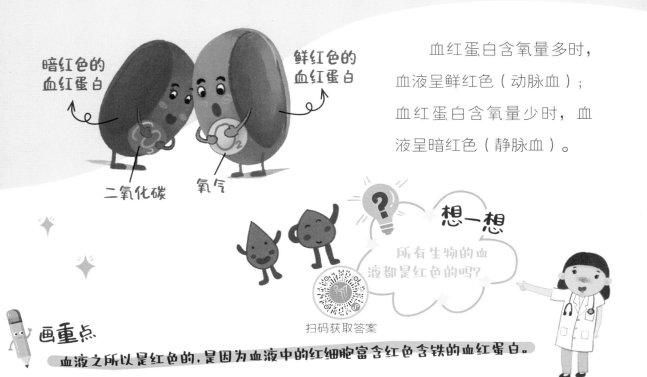

暗红色的血红蛋白

鲜红色的血红蛋白

二氧化碳　　氧气

想一想

所有生物的血液都是红色的吗？

扫码获取答案

画重点

血液之所以是红色的，是因为血液中的红细胞富含红色含铁的血红蛋白。

71

人体的血液为什么会流动？

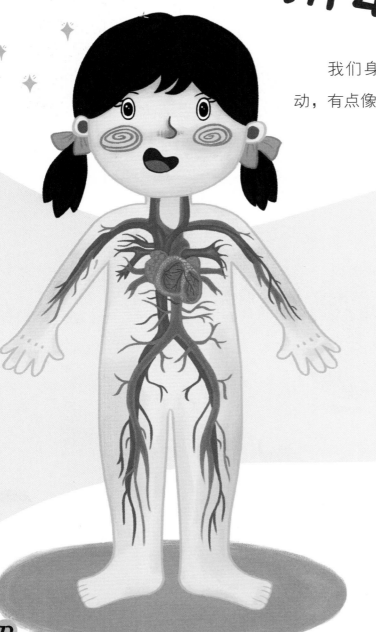

我们身体里的血液在血管中流动，有点像自来水在水管中流动。

自来水流动的力量来自水泵，那么，血液流动又是因为什么呢？难道我们身体里面也有个"水泵"？

不错，心脏就是让血液流动的"水泵"。

心脏主要由一种永不疲倦的特殊肌肉——心肌构成。在正常情况下，心肌让心脏以均匀的速度舒张和收缩，推动血液在全身流动。

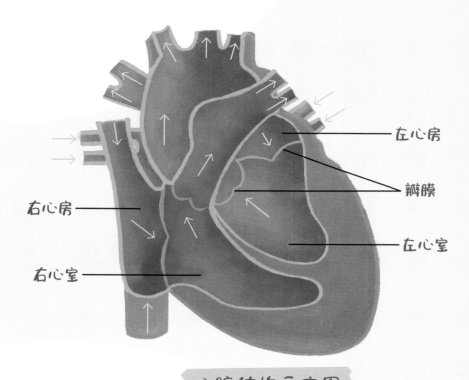

左心房

瓣膜

右心房

左心室

右心室

心脏结构示意图

我们再来看看心脏的结构，它包括四个"房间"——左心房、右心房、左心室、右心室。

心房和心室之间有瓣膜，瓣膜就像一个只出不入的"门"，使血液只能从心房流入心室而不能倒流。

我们的心脏就像一个有力的"水泵"，把"新鲜血"从心脏挤压到动脉中流通到全身。

身体的细胞"呼吸"里面的氧气，"吃"里面的营养物质。

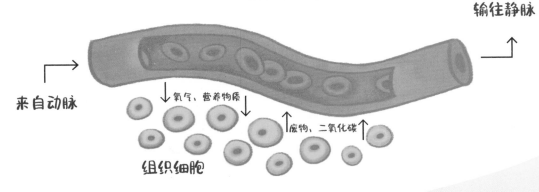

血液与组织细胞之间的物质交换示意图

细胞"吃饱喝足"后，排出废物和二氧化碳到血液中，血液这时就变成了"回收血"。"回收血"汇集到上、下腔静脉，流回右心房。

然后，血液从右心室流出，经肺动脉送往肺。血液吸收肺泡中的氧气，排出二氧化碳，重新变成"新鲜血"，再由肺静脉流回左心房。如此循环往复。

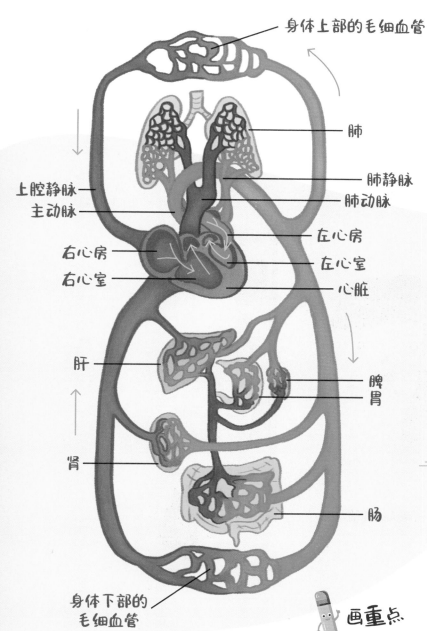

身体上部的毛细血管

肺

肺静脉

肺动脉

上腔静脉

主动脉

左心房

右心房

左心室

右心室

心脏

肝

脾

胃

肾

肠

身体下部的
毛细血管

血液循环途径示意图

所以，我们的血液一直是流动的。

想一想

血液是从哪里来的呢？

扫码获取答案

画重点

心脏、血管及血液组成一个闭合的流动系统，使血液在身体内不停流动，以达到运送营养和氧气、排出身体中二氧化碳及其他废物的目的。

什么是"熊猫血"？

有一则感人的新闻：一个拥有"熊猫血"的 13 岁男孩因为生病急需输血，一些同样是"熊猫血"的叔叔阿姨立刻赶来献血。最后，男孩得救了。

你会不会疑惑，我们人类怎么会有熊猫的血呢？"熊猫血"是什么样的血呢？

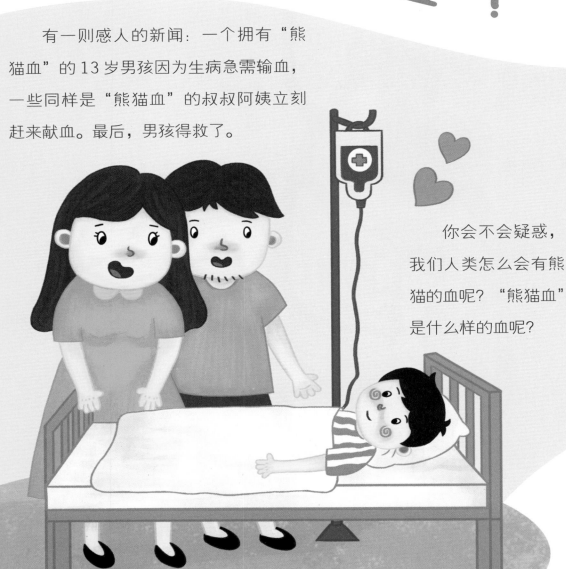

人的血型系统有很多种，我们最常听到的是 ABO 血型系统，它将血液划分为 A、B、O、AB 四种类型。

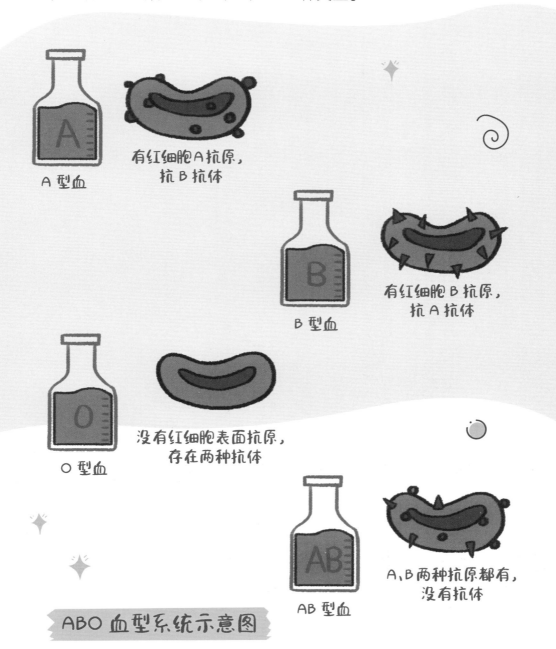

A 型血

有红细胞A抗原，抗B抗体

B 型血

有红细胞B抗原，抗A抗体

O 型血

没有红细胞表面抗原，存在两种抗体

AB 型血

A、B两种抗原都有，没有抗体

ABO 血型系统示意图

实际上，还有一种血型系统，叫作 Rh 血型系统，分为 Rh 阴性与 Rh 阳性两种血型。

Rh 阳性血很常见，而 Rh 阴性血则非常稀有。

大熊猫是我国的"国宝"，数量很少，所以稀有罕见的 Rh 阴性血也被称为"熊猫血"。

在中国，1000 个人中，大概有 3 个人拥有"熊猫血"，我刚好就是！

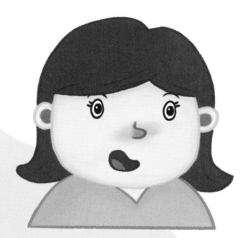

"熊猫血"是由父母遗传而来的。如果父母的基因中含有 Rh 阴性基因，那么他们的孩子就有可能拥有"熊猫血"。

Rh 阴性（妈妈）

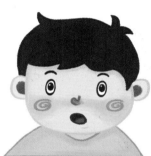

Rh 阴性（孩子）

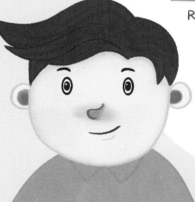

Rh 阴性（爸爸）

想一想

生病的"熊猫血"男孩为什么不能接受父母的输血？

扫码获取答案

✏️ **画重点**

"熊猫血"是指稀有的 Rh 阴性血型。因为血源少，所以"熊猫血"人群用血会非常困难。不过，这并不是说拥有"熊猫血"的人就不健康，他们只是血型特殊而已。

人体免疫系统可以帮助我们抵抗病毒吗？

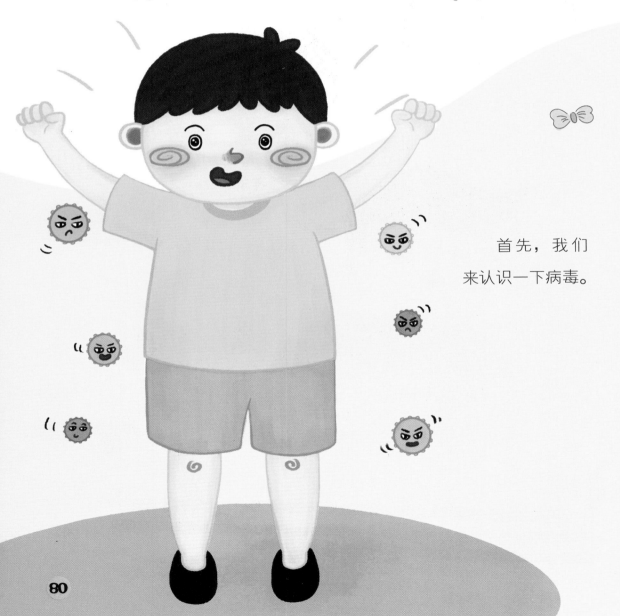

首先，我们来认识一下病毒。

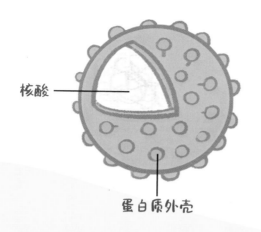

核酸

蛋白质外壳

病毒是微生物中最小的一类，主要由两部分组成：蛋白质外壳和包裹在蛋白质外壳内的核酸。

病毒只有寄生在合适的活细胞中才能生长繁殖，一旦暴露在外界环境中，几个小时或者几天后，它就失去了活性。

所以，我们只要不接触病毒，就什么事也没有。

即使接触到病毒，人体免疫系统的三道防线也能起到很好的防御作用。

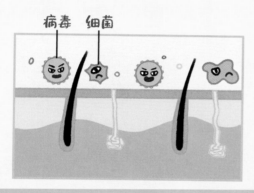

病毒　细菌

皮肤的保护作用——阻挡病毒侵入

第一道防线由我们的皮肤和黏膜组成。

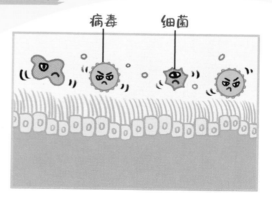

病毒　　　细菌

呼吸道黏膜上纤毛的清扫作用——清除异物

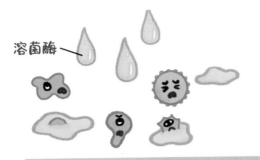

溶菌酶

第二道防线由体液中的杀菌物质（如溶菌酶）和皮肤黏膜下的吞噬细胞组成。

溶菌酶的作用——杀菌、抗病毒

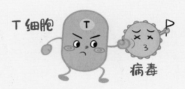

吞噬细胞

吞噬细胞的作用——吞噬、消化分解病毒

第三道防线主要由免疫器官和免疫细胞组成。

一旦前两道防线被突破，第三道防线的"作战部队"——淋巴细胞就会投入战斗，其中的 T 细胞和 B 细胞会通过精准打击，消灭外来的"敌人"。

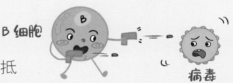

T 细胞

病毒

B 细胞

病毒

人体免疫系统的三道防线可以帮助我们抵御日常生活中大部分的微生物，包括细菌、真菌、病毒、寄生虫等。

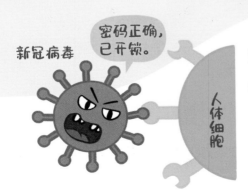

新冠病毒

密码正确，已开锁。

人体细胞

但是有些病毒特别狡猾，比如新型冠状病毒（以下简称"新冠病毒"），在通过呼吸道进入人体后，它便利用自身的刺突蛋白伪装成营养物质，躲开免疫系统的攻击，进入人体细胞。

进入细胞后，新冠病毒会绑架我们的细胞，并在细胞里疯狂繁殖，达到一定数量后又会突破细胞，进而祸害其他细胞。

虽然新冠病毒一开始躲过了免疫系统的防线，但随着越来越多的病毒出现，人体免疫系统的防御功能就会被激活。人体免疫系统就会进入攻击模式，清除体内的病毒。

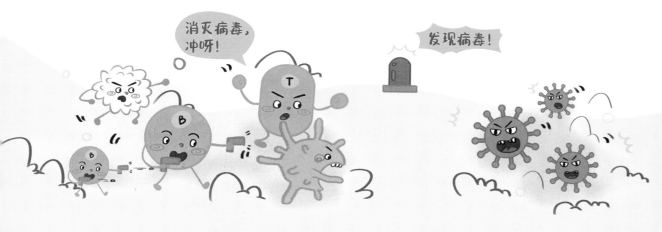

当我们免疫力低下的时候，身体容易遭到病毒侵袭，如果不能及时清除病毒，就会出现比较严重的症状，比如反复发烧、咳嗽等。所以，提高自身免疫力可以有效地抵御病毒哟！

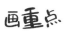 **画重点**
人体免疫系统的三道防线可以帮助我们抵御病毒。

想一想
怎样才能避免感染病毒？

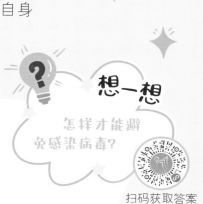
扫码获取答案

我们为什么需要接种疫苗？

从出生起，我们就按照国家规定接种疫苗。既然我们人体有免疫系统，为什么还需要接种疫苗呢？

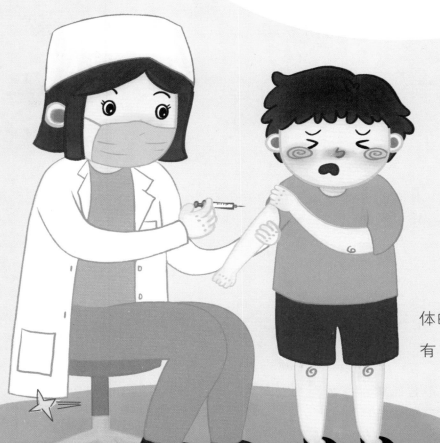

那是因为人体的免疫系统是有"记忆"的。

人类在与传染病的长期斗争中发现，人们患某种传染病痊愈后，人体就会对这种传染病免疫。

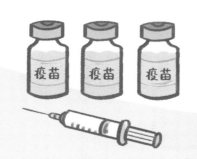

这是人体自然形成的特异性免疫。但并不是每个人都可以靠自身免疫力战胜病毒。

为了使人们能够在病毒或细菌感染之前就拥有免疫力，疫苗就诞生啦！

疫苗是一种被处理过的、毒性比较弱的、能够刺激我们的免疫系统产生抗体的"病毒"（或"细菌"）。

我是病毒，快来打我呀！

我是病毒，记住我的样子！

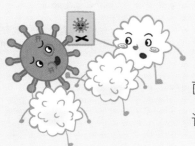

疫苗其实就是模仿病毒（或细菌）进行的免疫系统演习，目的是让免疫系统记住它们的样子。

它是病毒，打它！

下一次这种病毒（或细菌）再来入侵，免疫系统一下子就能将它识别，然后主动出击，把它消灭。

我们接种新冠病毒疫苗就是这样的原理。

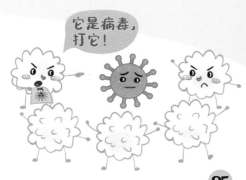

那么，你知道针对病毒的疫苗主要有哪几种吗？

①减毒疫苗。

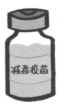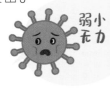

弱小无力

采用无毒或者毒性较弱的病毒株制成的疫苗。

②灭活疫苗。

采用死病毒制成的疫苗。

③蛋白疫苗。

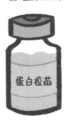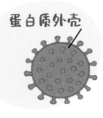

蛋白质外壳

采用病毒的蛋白质外壳制成的疫苗。

④mRNA 疫苗。

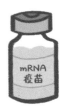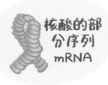

核酸的部分序列 mRNA

只用病毒核酸的部分序列 mRNA 制成的疫苗。

疫苗可以帮助我们有效地预防传染病。所以我们要积极地接种疫苗哟！

想一想

为什么有些疫苗需要接种第二针、第三针？

扫码获取答案

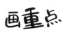**画重点**

接种疫苗后，疫苗可以刺激人体的免疫系统，使人体产生对特定疾病的免疫力。接种疫苗可以有效预防传染病，保障我们的健康和生命安全。

身体组织大闯关

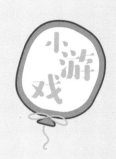

神秘的身体组织你掌握了吗？快来和小伙伴比赛一下，看谁先到达终点吧！

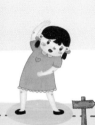

1. 我们头皮细胞新陈代谢的周期是多少天？

2. 分泌汗液的主力军是什么？

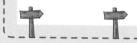

3. 产生汗臭味的"罪魁祸首"是什么？

4. 经常晒太阳能促进哪种微量元素的吸收？

5. 骨头与骨头相连接的地方叫作什么？

6. 如果你正处于生长发育期，时常在夜间出现腿抽筋的情况，可能是什么原因造成的？

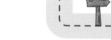

7. 伤口变得红肿，其实是我们体内的哪种细胞为了保护我们，在和病菌进行激烈的战斗呢？

8. 推动人体血液不停流动的"水泵"是什么？

9. 人体免疫系统有几道防线？

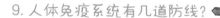

10. 保护人体的第一道防线是什么？

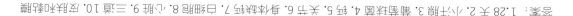

答案：1. 28 天 2. 小汗腺 3. 葡萄球菌 4. 钙 5. 关节 6. 身体缺钙 7. 白细胞 8. 心脏 9. 三道 10. 皮肤和黏膜

图书在版编目（CIP）数据

身体的秘密我知道 . 神秘的身体组织 / 李云海著；艺帆文化绘 . — 郑州：海燕
出版社，2023.1
ISBN 978-7-5350-8968-7

Ⅰ . ①身… Ⅱ . ①李… ②艺… Ⅲ . ①人体 - 少儿读物 Ⅳ . ① R32-49

中国版本图书馆 CIP 数据核字（2022）第 219251 号

身体的秘密我知道　*神秘的身体组织*
SHENTI DE MIMI WO ZHIDAO　SHENMI DE SHENTI ZUZHI

出 版 人：董中山		出版统筹：李　雅	
选题策划：李道魁		美术编辑：韩　青	
项目统筹：韩　青		责任校对：李培勇　王　达　屈　曜	
责任编辑：付会娟		责任印制：邢宏洲	
特约编辑：薛诗浩　熊津津		装帧设计：梁恺悦	

出版发行：**海燕出版社**
　　　　　地址：郑州市郑东新区祥盛街 27 号　邮编：450016
　　　　　网址：www.haiyan.com
　　　　　发行热线：400 659 7013
印　　刷：洛阳和众印刷有限公司
开　　本：787 毫米 × 1092 毫米　1/16
印　　张：21
字　　数：420 千字
版　　次：2023 年 1 月第 1 版
印　　次：2023 年 1 月第 1 次印刷
定　　价：168.00 元（全四册）

如发现印装质量问题，影响阅读，请与我社发行部联系调换。

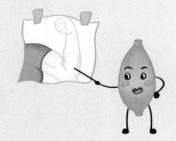

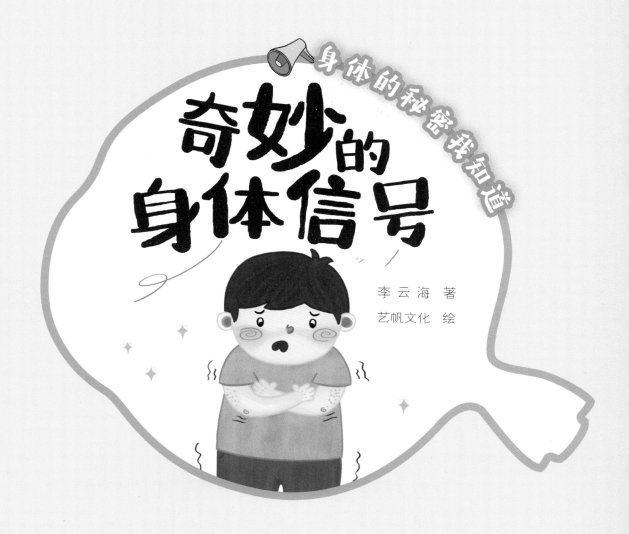

身体的秘密我知道

奇妙的身体信号

李云海 著

艺帆文化 绘

海燕出版社
·郑州·

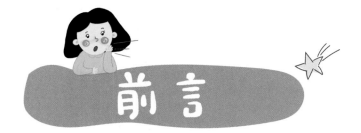

前言

通过对《身体的秘密我知道 神秘的身体组织》等内容的学习，我们知道了：耳朵能听到声音，是"听觉大家庭"协力运作的结果；肚子"咕噜咕噜"响，是饥饿时胃部收缩发出的声响；汗腺排汗，是体温升高时人体为了散热做出的反应……

不过，你知道吗？一旦保养不当或者遇到什么问题，身体这台机器通常会释放一些奇妙的信号。

有时候，它会释放信号告诉我们，它不舒服或受到了伤害。比如：发烧时，额头会发烫；被蚊虫叮咬后，皮肤会红肿瘙痒；被烫到后，烫伤部位会起水疱……

有时候，它也会释放信号提醒我们要养成健康的生活方式。比如：吃了隔夜冰西瓜会恶心、呕吐，是在提醒我们西瓜变质滋生的细菌刺激了我们的胃肠道；睡不好会有黑眼圈，是在提醒我们眼睑没有得到很好的休息；长蛀牙是在提醒我们要养成良好的卫生习惯，如果平时爱吃甜食，吃完又不漱口，时间久了，就会长蛀牙……

　　当收到身体释放的信号时，我们要怎样读懂这些奇妙的身体信号？其中的原理和解决方法又是什么呢？答案都藏在本书里！

　　鼻涕、鼻屎、喷嚏、呼噜……这些身体信号在告诉我们什么秘密呢？快来本书中寻找答案吧！

目录

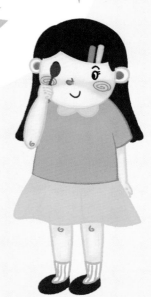

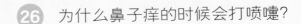

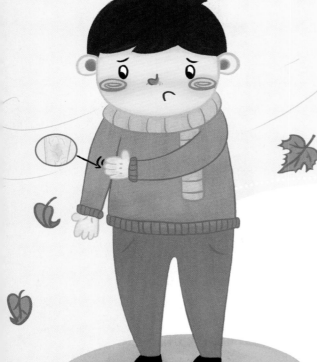

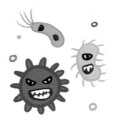

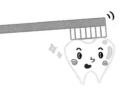

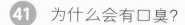

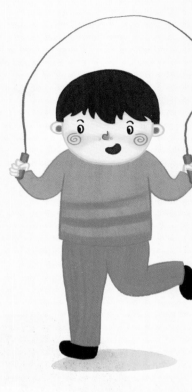

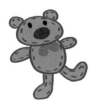

为什么会发热?

大多数人都有过发热的经历。发热的时候，我们会感觉身体冷，额头发烫，精神状态也没那么好了。这是为什么呢？

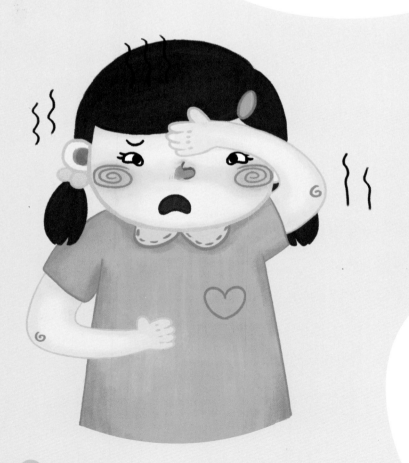

在我们的脑部有个叫作"下丘脑"的部位，它是我们的体温调节中枢。

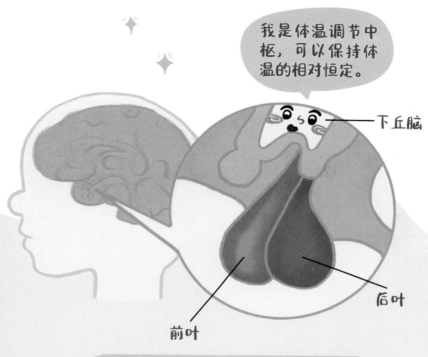

我是体温调节中枢，可以保持体温的相对恒定。

下丘脑

后叶

前叶

下丘脑体温调节中枢示意图

一旦我们身体的温度比平时高了一些或者低了一些时，下丘脑就会进行调节，让我们的身体在正常情况下，体温保持相对恒定。

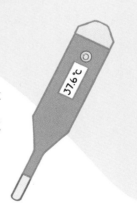

37.6℃

发热了！

我们正常的体温（腋窝温度）是36℃～37℃，一旦体温超过37.3℃，就意味着我们发热了。

发热的原因非常多，如细菌或病毒等侵入了人体。这些能引起发热的物质叫作"致热原"。

致热原会提高我们体温调节中枢原来设定的体温，使我们出现打冷战、皮肤血管收缩等症状，导致身体产热增加，散热减少。

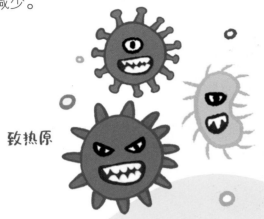

致热原

这样，产热大于散热，体温升高，我们就发热了。

儿童发热比成年人更常见一些，这是因为儿童的体温调节中枢还没有发育完善，受环境影响，容易导致体温波动幅度较大。

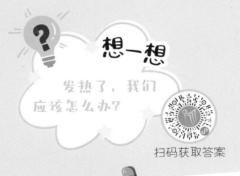

想一想

发热了，我们应该怎么办？

扫码获取答案

儿童如果持续高热，应及时服用退热药，并尽快就医。

画重点

发热是指人体的温度高出正常范围。致热原侵入人体，使人体产热增加，散热减少，从而引起发热。

过度用眼后，为什么会看不清楚远处的物体？

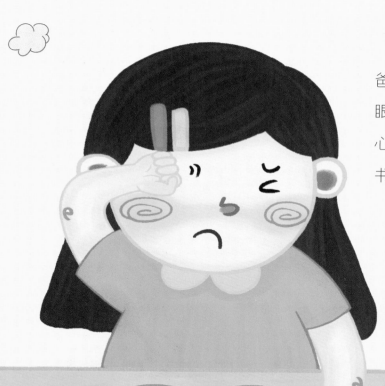

在我们看书时，爸爸妈妈总会提醒我们，眼睛不要离书太近，小心近视。为什么眼睛离书过近会近视呢？

我们看物体时，看到的图像通过晶状体最终落到眼睛里一个叫视网膜的地方。我们看物体主要是由晶状体来调节的，而晶状体的形状则是由睫状肌来控制的。

当我们看远处的物体时，睫状肌是放松的，晶状体的形状是扁平的。眼睛会把远处东西的影像聚焦在视网膜上。

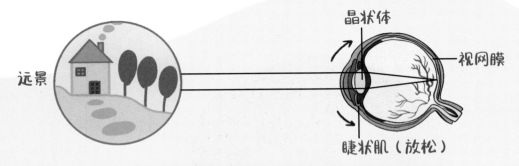

远处物体在视网膜上成像示意图

当我们看近处物体时，睫状肌就要用力收缩来挤压晶状体，让晶状体变得凸起，好让近处物体的影像也能聚焦在视网膜上。

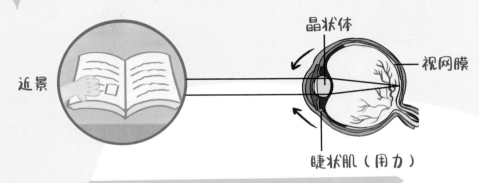

近处物体在视网膜上成像示意图

如果长时间地看近处的物体，睫状肌就需要一直用力，这会使睫状肌变得紧绷、僵硬，也会让晶状体难以恢复原状。

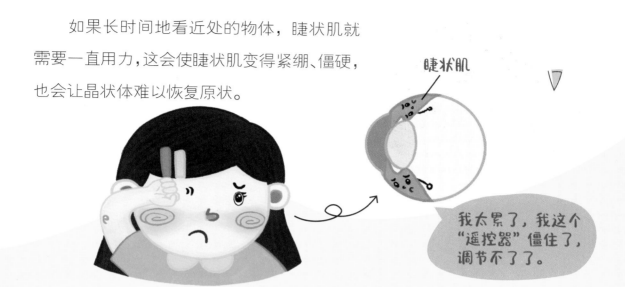

睫状肌

我太累了，我这个"遥控器"僵住了，调节不了了。

此时，眼睛只看得清近处的物体，看不清远处的物体。不过，如果眼睛休息一段时间之后，睫状肌没那么僵硬了，晶状体也就恢复原样了，我们又能看清远处的物体了，这种状态叫作调节性近视，俗称假性近视。

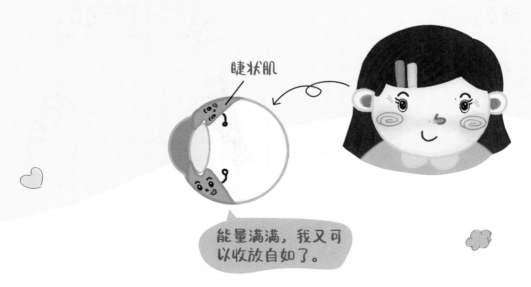

睫状肌

能量满满，我又可以收放自如了。

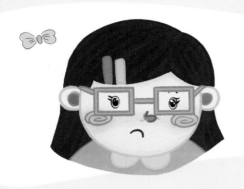

如果长时间经常性地看近处的物体，睫状肌难以恢复，晶状体就会慢慢变凸。

这样，物体的图像就会落到视网膜前，眼睛就无法正常清晰地成像了，最终形成真性近视。

画重点

长时间近距离看书，睫状肌及晶状体等得不到很好的休息，会导致眼睛疲劳过度，视力变差，看不清远处的物体。

健康小贴士

保护眼睛小知识

①看书或者使用手机、电脑等电子产品时，建议每看 30 分钟闭眼休息 10 分钟。2 岁以下幼儿不要接触任何电子屏幕，2～5 岁儿童每天接触电子屏幕的时间不要超过 1 小时。

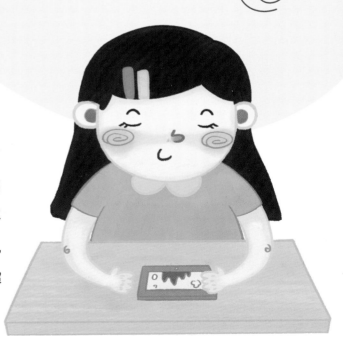

②睡眠是让眼睛休息的最好方式。我们每天最好能保证8～10小时的睡眠。

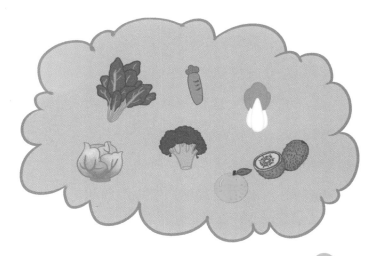

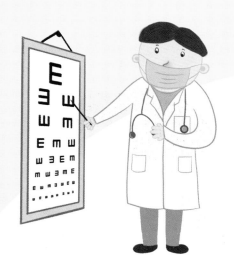

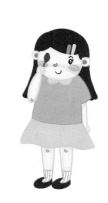

③定期到医院进行视力检查和眼睛疾病筛检。我们如果是真性近视，就要在专业医生的指导下戴合适的眼镜。

④部分营养素有抗氧化成分，对眼睛肌肉、血管有益，有助于放松睫状肌。我们可以多吃含这些营养素的食物。比如，含虾青素的海鲜、富含叶黄素的蔬菜（如菠菜、卷心菜、西蓝花、小白菜、胡萝卜等）及含维生素C的水果（如猕猴桃、橙子等）。

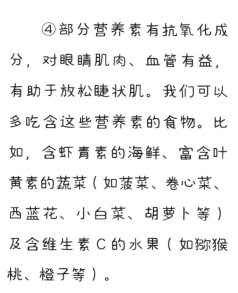

睡不好为什么会有黑眼圈？

有的人经常熬夜，眼眶周围就会出现像熊猫眼一样的黑眼圈。有黑眼圈的人，让人看起来很疲倦，没精神。

好困！

是谁在模仿我？

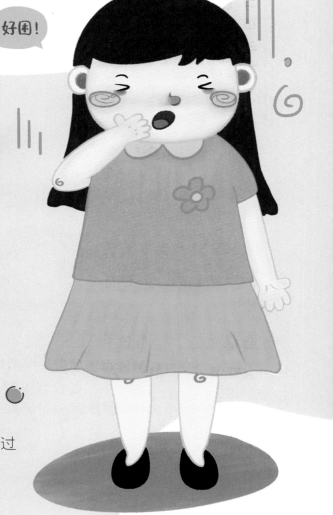

那么，为什么会出现黑眼圈呢？

经常熬夜、睡眠不好、疲劳过度的人通常会有黑眼圈。

我们眼部的毛细血管特别多，睡眠不足使眼睑得不到很好的休息且长时间处于紧张收缩状态，就会造成眼周血液循环不畅。

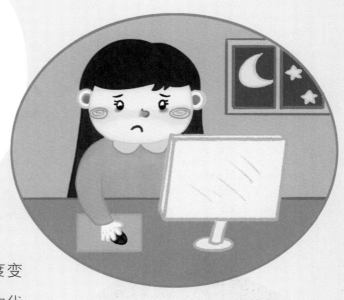

眼周皮肤下的血液流动速度变慢，组织细胞供氧不足，血管中代谢废物积累过多，形成慢性缺氧。

缺氧的血液产生了滞留，且颜色较暗，于是就形成了偏紫色的黑眼圈。

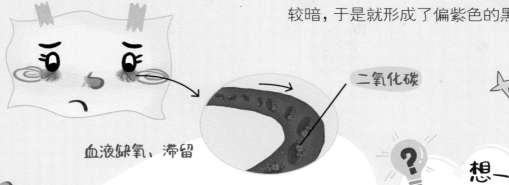

二氧化碳

血液缺氧、滞留

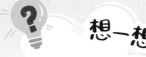

✏️ **画重点**

睡眠不足形成的黑眼圈是因为眼睑得不到很好的休息，长时间处于紧张收缩状态，导致眼周血液循环不畅，眼周静脉血液滞留。

想一想

早睡能消除黑眼圈吗？

扫码获取答案

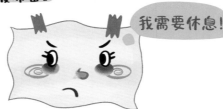

我需要休息！

为什么会流鼻涕？

感冒的时候，我们会打喷嚏、流鼻涕，很不舒服。那么，人为什么会流鼻涕呢？

事实上，我们不只在感冒的时候才流鼻涕。我们的鼻腔中有很多会产生分泌物的腺体，这些腺体每天可分泌 1000 毫升左右的鼻涕。

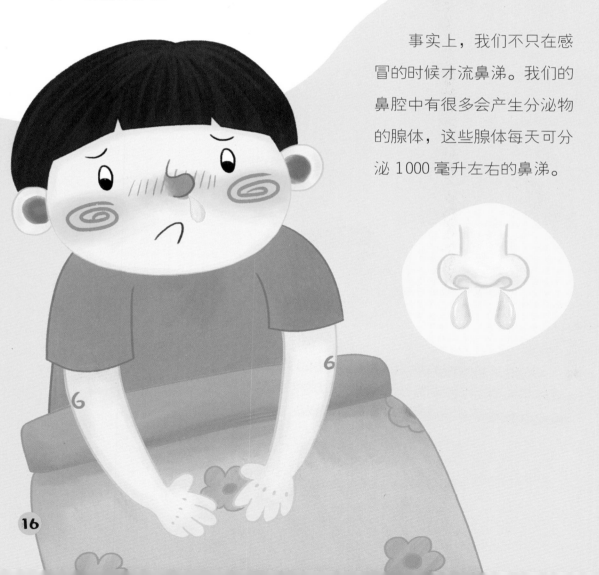

你是不是好奇这么多的鼻涕去哪儿了？其实大部分鼻涕产生后会流入喉咙，被我们不知不觉地吞掉了。

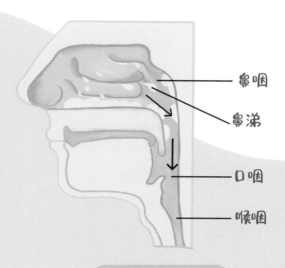

不过，当我们感冒的时候，病菌会侵入我们的鼻腔黏膜。鼻腔黏膜受到刺激，充血肿胀，鼻涕分泌增多。鼻涕堆积太多，就会从鼻孔中流出来。

鼻咽

鼻涕

口咽

喉咽

咽喉示意图

有些人吃辣的食物也会流鼻涕，这是因为鼻腔末端神经很敏感，受到辣的刺激就会流鼻涕。

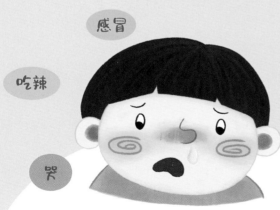

感冒

吃辣

哭

我们哭的时候常常是眼泪、鼻涕一起流，那是因为我们的鼻泪管与鼻腔相通。眼泪积累到一定程度，就会顺着鼻泪管往下流，从鼻腔流出来。

但不要觉得鼻涕很脏，鼻涕可是为了保护我们而生的。

可溶性盐

抗体

黏蛋白

刚分泌出来的鼻涕是透明的，里面大部分是水，还有一些黏蛋白、抗体、可溶性盐等成分。

鼻涕成分示意图

鼻涕可以湿润吸入的空气，还可以黏住吸入的灰尘、细菌、花粉等。

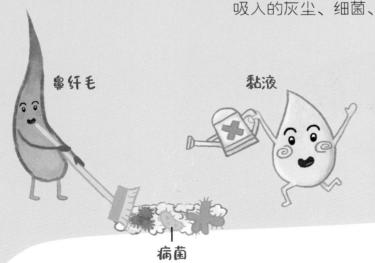

鼻纤毛

黏液

病菌

感冒的时候，流鼻涕还可以帮我们冲走鼻子里的病菌。

所以说，鼻涕是呼吸系统的"润滑剂"和"过滤器"。

擤鼻涕的正确方法

① 当清鼻涕比较容易流出来时，我们可以直接擤鼻涕，再用纸巾擦掉。

② 当脓鼻涕不太容易流出来时，我们可以先用手指压住一侧鼻翼，闭上嘴，适当用力将鼻涕擤出。用纸巾将鼻涕擦净，再换另一侧。

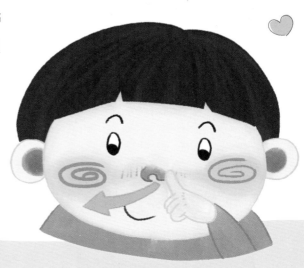

 画重点

我们的鼻腔每天都分泌鼻涕，用于湿润呼吸道、保护鼻腔黏膜。因感冒、吃辣的食物等，鼻腔黏膜受到刺激，充血水肿，导致鼻涕堆积太多，从鼻孔中流出来。

为什么会有鼻屎？

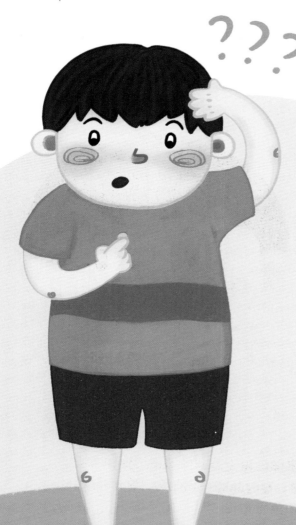

???

我们抠鼻子的时候，会从鼻子里抠出一些黑乎乎的鼻屎。为什么会有鼻屎呢？

通过上一个问题，我们知道了鼻涕是由鼻腔里的腺体分泌的。

其实鼻屎和鼻涕是"一家人"。

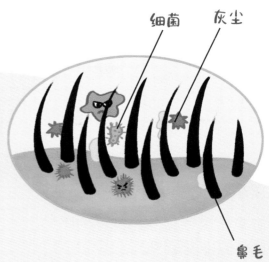

我们鼻孔最前面的通道长有鼻毛。它们可以阻挡比较大的灰尘等污染物。

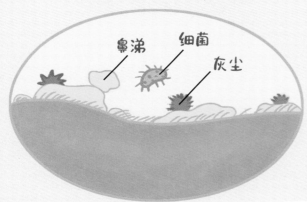

还有一些细小的灰尘和细菌会进入鼻腔深处。鼻腔分泌的鼻涕会黏住这些灰尘和细菌，以防它们被吸到肺里。

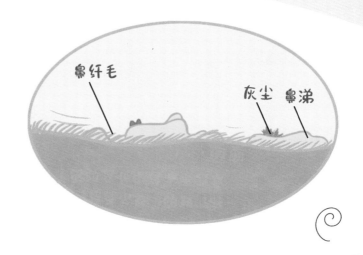

鼻腔后段黏膜上长着无数的微小纤毛——鼻纤毛。鼻纤毛摆动，将鼻涕和灰尘混合物送往咽喉。

有部分鼻涕黏附着脏东西，没有被
及时清理，留在鼻腔里慢慢变干，最终
形成鼻屎。

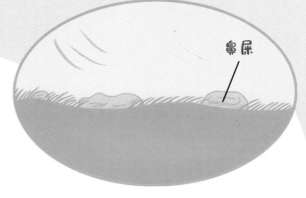

鼻屎

有些鼻屎是软软的，有些鼻
屎却很干很硬，这主要是看它们
在鼻子里待了多长时间，时间越
长，鼻屎越干。

我是新生
的鼻屎！

啊，我被
风干了！

患有感冒、鼻炎或者处在天气干燥、尘土飞扬
的地方都会导致鼻屎量的增加。

画重点
鼻屎主要是由外界的粉尘、细菌等物质和鼻涕结合
在一起形成的。有少量鼻屎是正常的生理现象。

为什么会流鼻血？

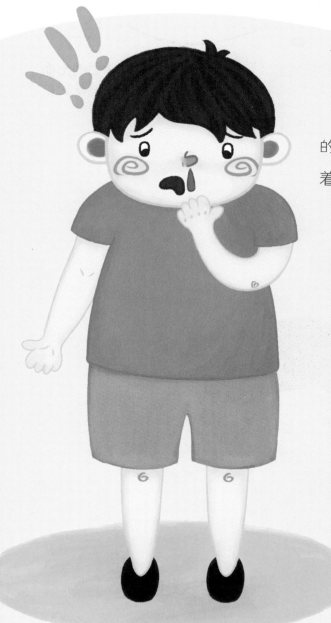

有时候，我们觉得鼻子痒痒的，会忍不住去抠鼻孔。可是抠着抠着，怎么就流鼻血了呢？

我们的鼻黏膜非常脆弱，如果我们的指甲过长、过尖或者抠鼻子太用力的话，鼻黏膜便会被抠破，导致里面的毛细血管破裂，出现流鼻血的现象。

当出血的地方结痂之后，我们觉得痒又去抠，就会导致鼻子反复出血。

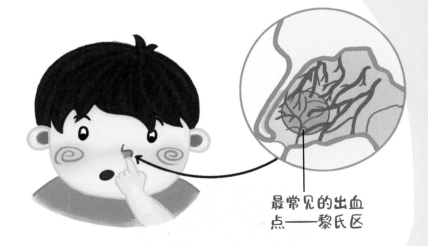

最常见的出血点——黎氏区

鼻子里血管丰富，除了抠鼻子，还有很多因素会导致鼻出血。比如在季节交替时或干燥、炎热的地方，鼻黏膜过于干燥，也容易流鼻血。

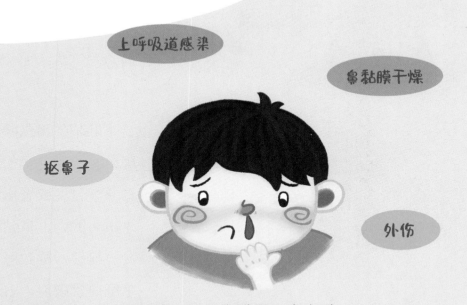

上呼吸道感染

鼻黏膜干燥

抠鼻子

外伤

或者由于上呼吸道感染，比如患感冒、鼻炎时，鼻黏膜变得很脆弱，容易破损，轻则会出现鼻涕带血丝，重则会直接流鼻血。

还有，如果我们打篮球时撞到鼻子，或者鼻子撞到硬物的时候，也会流鼻血。

画重点

抠鼻子、鼻黏膜干燥、上呼吸道感染、外伤等因素都可能导致流鼻血。

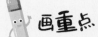
健康小贴士

流鼻血时要采取的正确处理方法

想一想

我们可以抠鼻子吗？

扫码获取答案

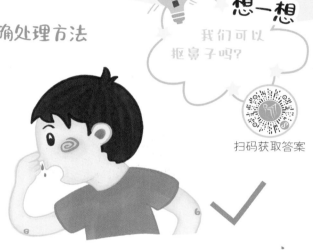

我们应当稍微低一下头，用拇指和食指紧捏两侧的鼻翼，配合用嘴巴呼吸，保持5～10分钟，中途不要松手。

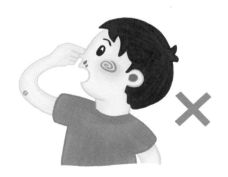

不要因为害怕鼻血流出来而用纸或其他东西塞住鼻孔，也不要让头向后仰。头向后仰时，鼻血虽然不会从鼻孔流出来，但会流到喉咙或气管，这样更加危险。

一般鼻出血我们都可以自行处理，不必过于担心。如果遇到严重的鼻出血，需要到医院查明原因，从根本上解决问题。

为什么鼻子痒的时候会打喷嚏？

我们闻到胡椒粉、洋葱等散发的刺鼻气味时，会感觉鼻子痒痒的。鼻子里好像突然有一股不可抗拒的气流要向外喷射，于是我们打了个喷嚏。

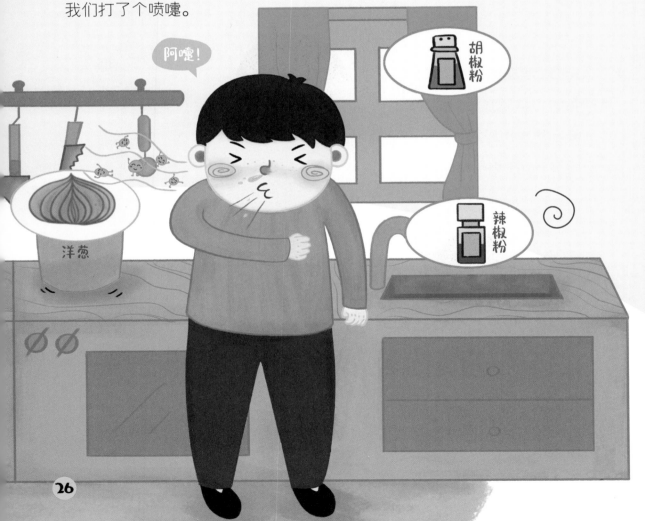

阿嚏！

胡椒粉

辣椒粉

洋葱

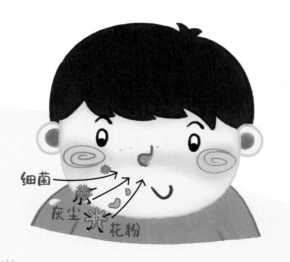

打完喷嚏，鼻子就轻松舒畅了。那么，为什么我们感觉鼻子痒的时候会打喷嚏呢？

在日常生活中，我们会接触到细菌、灰尘、花粉等，一旦把它们吸到鼻子里，鼻黏膜就会受到刺激而想要把它们驱赶出去。

打喷嚏就是排出这些讨厌的异物的最好方法。

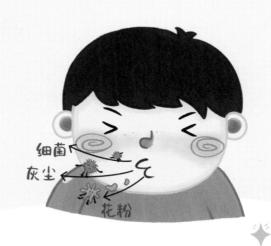

打喷嚏的时候，咽喉、胸部、腹部等的许多肌肉会一起工作，它们会一起收缩，就连面部和眼眶周围的肌肉也会做出相应的反应。

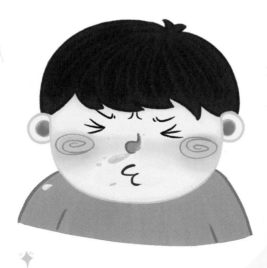

想想看，当我们将要打喷嚏的时候，是不是感觉眉毛、鼻子都要拧在一起了？

如果我们患有过敏性鼻炎或花粉过敏症，鼻子很敏感，就会经常打喷嚏，把那些让我们过敏的东西从鼻腔里排出。

我们感冒时，通常也会打喷嚏、流鼻涕，以清洁鼻部。

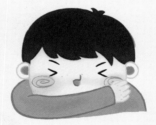

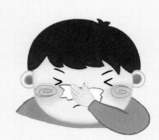

不过，要注意的是，我们打喷嚏时要用胳膊肘或纸巾将口和鼻挡住，或者戴好口罩，避免病菌通过空气传染给其他人。

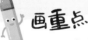

画重点

打喷嚏是鼻黏膜受刺激所引起的反射动作。

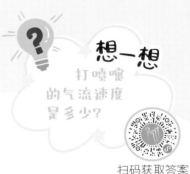

想一想

打喷嚏的气流速度是多少？

扫码获取答案

28

为什么会有耳屎?

有时我们会因为耳朵里面有些堵，感觉痒痒的，就去掏耳朵，最后掏出来的是淡黄色的耳屎。为什么会有耳屎呢?

实际上，每个人的外耳道里都有耳屎，医学上称其为"耵聍"。

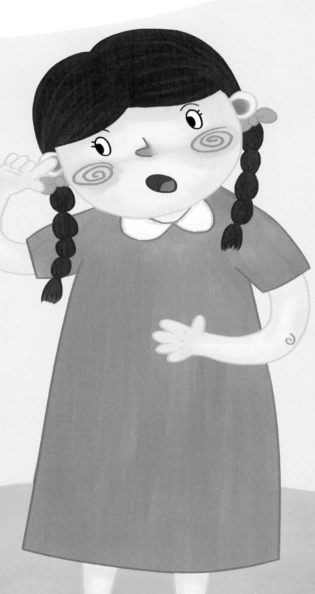

外耳道的皮肤中有很多汗腺以及耵聍腺，它们会不断地
分泌黏液。这些黏液与外耳道中的灰尘和皮肤脱屑混合在一
起，就形成了耳屎。

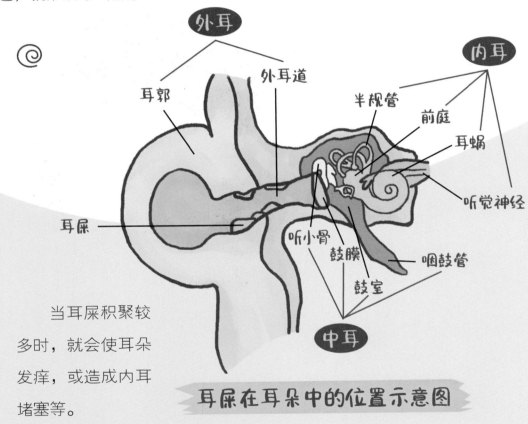

当耳屎积聚较
多时，就会使耳朵
发痒，或造成内耳
堵塞等。

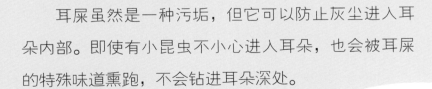

耳屎在耳朵中的位置示意图

耳屎虽然是一种污垢，但它可以防止灰尘进入耳
朵内部。即使有小昆虫不小心进入耳朵，也会被耳屎
的特殊味道熏跑，不会钻进耳朵深处。

此外，耳朵里有少量的耳屎，还可以减轻声波对鼓膜的冲击。也就是说，耳屎对耳朵有很好的保护作用。

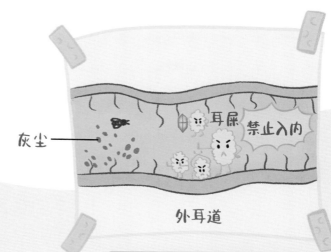

灰尘

耳屎 禁止入内

外耳道

耳屎的作用示意图

平时，千万不要用坚硬的物体在耳朵里掏来掏去，这样非常容易损伤鼓膜。

如果感觉耳朵很不舒服，可以到医院检查一下。

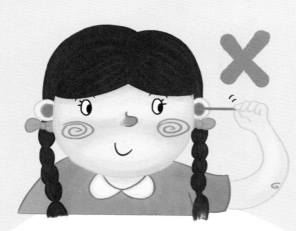

? 想一想

所有人的耳屎形态都一样吗？

扫码获取答案

画重点

外耳道皮肤分泌的黏液与外耳道中的灰尘和皮肤脱屑混合在一起，最终形成耳屎。

坐飞机为什么会耳朵痛？

我们很喜欢跟爸爸妈妈出去旅行，但是有的小朋友一想到坐飞机出行，就很抵触，因为他们坐飞机时耳朵会痛。为什么会出现这种情况呢？

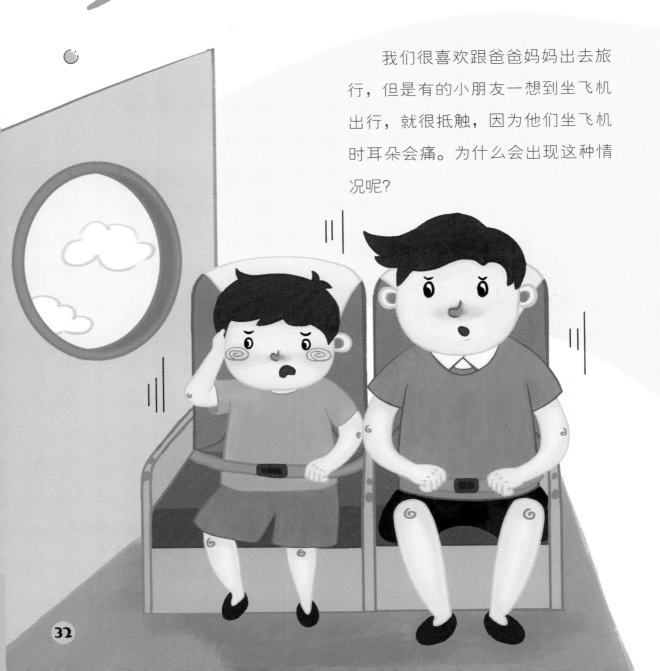

在我们的耳朵里，有一个长得像鼓面一样的半透明、不透气的薄膜，叫作鼓膜。

鼓膜作为中耳和外耳的分界，与耳压平衡息息相关。在正常的环境里，大气压稳定，鼓膜内外的压力是平衡的，鼓膜不会受到挤压而变形。

我们一般在飞机起飞和降落的时候觉得耳朵痛。

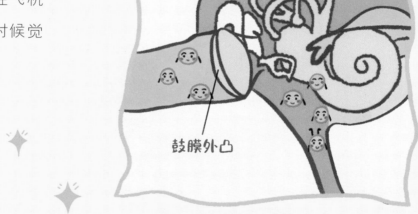

鼓膜外凸

飞机起飞时鼓膜外凸

在飞机起飞过程中，大气开始变得稀薄，我们中耳外的大气压也随之降低，而中耳内的大气压还是正常大气压，中耳内压力大于中耳外压力，鼓膜被拉扯挤压向外凸。

在飞机降落过程中，大气压慢慢升高，中耳内的大气压较低，中耳内压力小于中耳外压力，鼓膜向内凹。

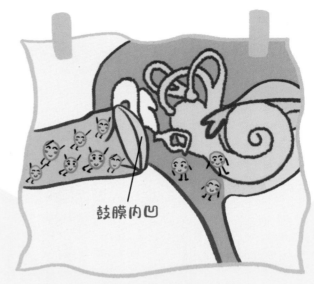

鼓膜内凹

飞机降落时鼓膜内凹

不管是鼓膜外凸还是内凹，这种拉扯的过程都会让我们觉得耳朵痛。

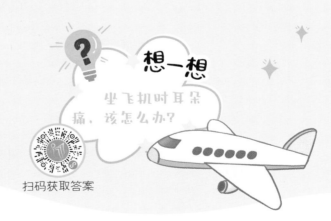

想一想

坐飞机时耳朵痛，该怎么办？

扫码获取答案

画重点

坐飞机时耳朵痛主要是因为在飞行高度改变时，周围气压发生变化，鼓膜内外压力不同，形成气压差，引起鼓膜外凸、内凹。

为什么嘴巴里会有小创口?

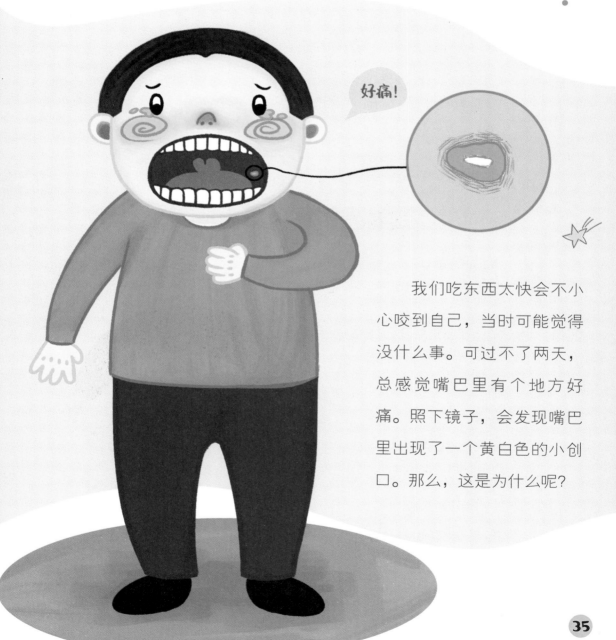

好痛!

我们吃东西太快会不小心咬到自己,当时可能觉得没什么事。可过不了两天,总感觉嘴巴里有个地方好痛。照下镜子,会发现嘴巴里出现了一个黄白色的小创口。那么,这是为什么呢?

嘴巴里出现的小创口就是我们常说的口腔溃疡。口腔溃疡初期表现为口腔中某一区域的黏膜充血、发红，随后慢慢变成周围一圈是红色，中间是白色或者黄色的圆形或椭圆形溃疡，溃疡中心有小小的凹陷。

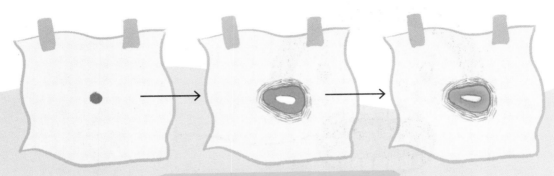

溃疡的形成过程示意图

　　这是因为创口发炎，口腔黏膜层的细胞被破坏，它们死亡后被分解，逐渐形成凹坑。随后，创口溃烂，纤维蛋白生长，就会覆盖上一层黄白色的薄膜。

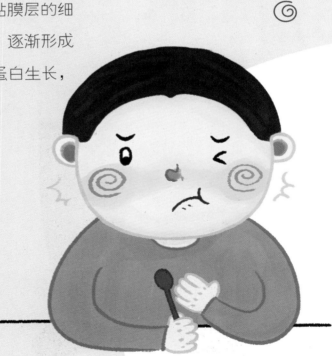

　　我们吃饭时咬到自己，导致口腔黏膜破损而出现的溃疡，属于外部创伤引起的口腔溃疡。

还有一些身体内部因素的变化，也可能会引起口腔溃疡。

比如口腔感染了病毒或细菌，精神紧张，压力过大，身体免疫力低下，身体内缺乏维生素 B，等等。

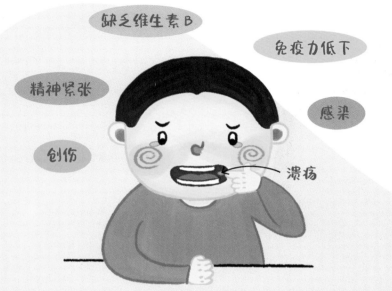

缺乏维生素B

免疫力低下

精神紧张

感染

创伤

溃疡

引起口腔溃疡的原因

大部分溃疡在1～2周就可以自愈。

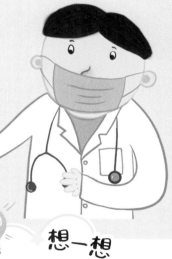

画重点

口腔溃疡指的是由创伤、身体内部因素变化等造成的口腔黏膜损伤。

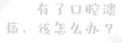

想一想

有了口腔溃疡，该怎么办？

扫码获取答案

为什么会长蛀牙？

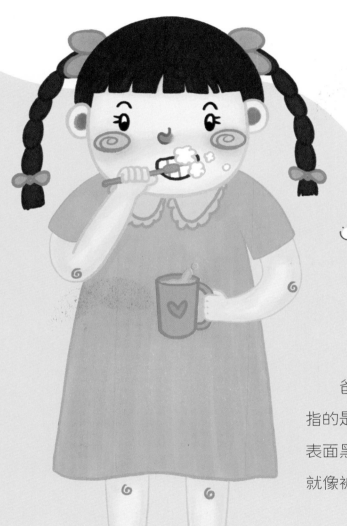

爸爸妈妈在我们很小的时候就对我们说，一定要好好刷牙，不然牙齿里面会长虫子！牙齿里面真的会长虫子吗？

爸爸妈妈说的牙齿里面"长虫子"指的是长蛀牙，蛀牙又称龋齿。龋齿表面黑黑的，有的还会有洞，看上去就像被虫子咬坏了。

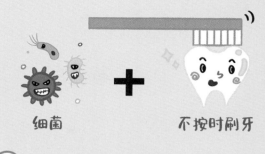

但蛀牙并不是由虫子导致的，而是跟我们日常不良的卫生习惯有关。

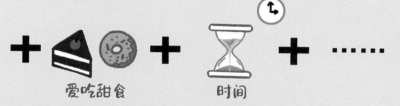

比如，不按时刷牙，吃完东西后不漱口，平时特别爱吃甜食……

人的唾液中有很多营养物质附着在牙齿上，这些营养物质会吸引细菌聚集。细菌越聚越多，变成一个"细菌社区"，进而形成牙菌斑。

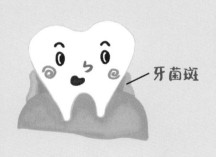

牙菌斑

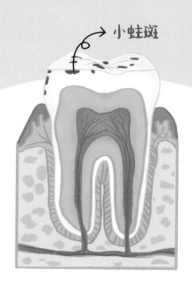

小蛀斑

进食后，如果不及时漱口、刷牙，牙菌斑中的细菌就会和食物残渣中的糖分、淀粉发生反应，产生一种酸性物质，腐蚀牙齿。久而久之，牙釉质逐渐被破坏，形成小蛀斑。

牙齿和牙釉质被长时间地腐蚀、破坏，牙齿就出现一个洞，接着小洞变成大洞，这就是蛀牙了。

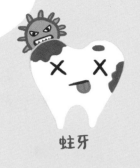

蛀牙

当牙菌斑靠近牙龈时，细菌会刺激牙龈组织产生炎症，这就是"牙龈炎"。

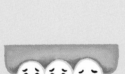

牙龈炎

这时候，我们吃东西时会感觉牙齿很痛，影响正常的咀嚼和进食。

牙龈炎经过治疗可恢复正常。如果不加控制，会发展为不可逆的牙周炎，从而破坏牙槽骨，最终导致牙齿松动、脱落。

牙周炎

想一想

怎样避免蛀牙的产生？

扫码获取答案

一颗牙从龋齿发展成龋洞通常需要 1 年以上。

画重点

蛀牙主要是由牙菌斑引起的。蛀牙是从小蛀斑发展而来的，是牙釉质被破坏，牙齿被长时间腐蚀的结果。

为什么会有口臭？

有时候在别人说话时，我们会闻到一股难闻的气味，这种气味是从嘴巴里散发出来的，称为口臭。

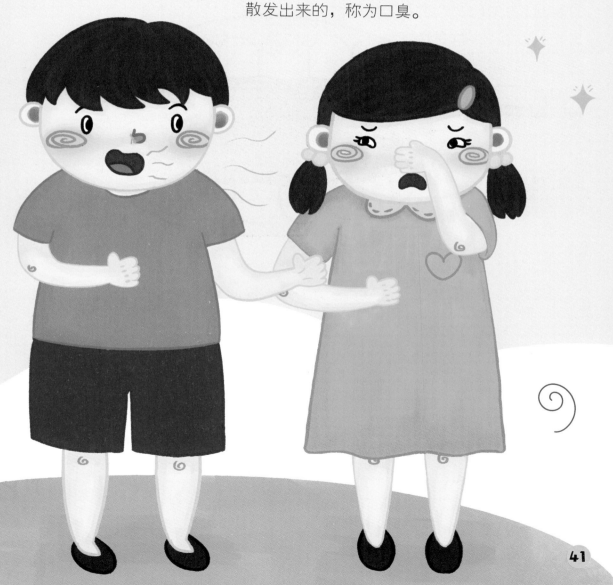

我们可能有口臭，但自己感觉不到。怎么判断自己有没有口臭呢？

我们可以伸出舌头舔手臂，等口水干了之后，用鼻子闻一闻有没有难闻的味道。

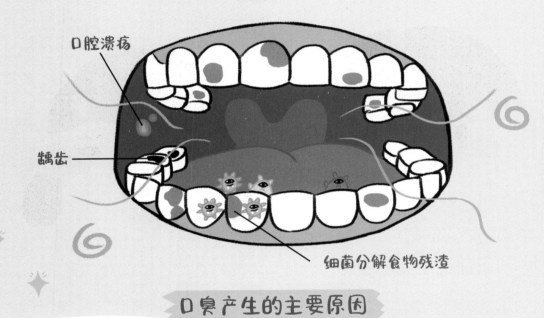

口腔溃疡

龋齿

细菌分解食物残渣

口臭产生的主要原因

口臭产生的原因很多。很大一部分人的口臭是由口腔疾病引发的，比如口腔溃疡、龋齿（蛀牙）等。口腔中有一类细菌，通过分解口腔内的食物残渣，会产生挥发性硫化物，也就是口臭气体。

有的人看到喜欢的食物就使劲吃，这些食物积聚在胃里不消化，也会从嘴里散发出难闻的酸臭气味。

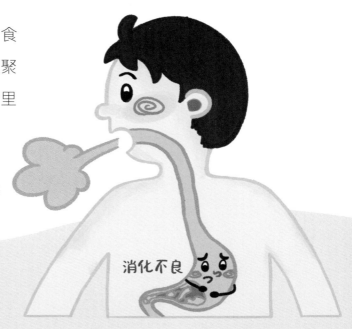

口臭气体

消化不良

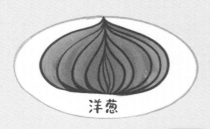

洋葱

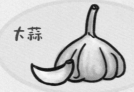

大蒜

还有一些人经常吃大蒜、洋葱等有特殊气味的食物，这些食物产生的刺激性气味会附着在舌苔上或者被牙釉质吸收，长此以往，口腔内也会产生难闻的气味。

想一想

如何改善口臭？

扫码获取答案

画重点

口臭是从口腔散发出的难闻气味。口腔疾病、消化不良、吃有特殊味道的食物都可能引起口臭，但大部分口臭是由口腔疾病引起的。

为什么睡觉时会说梦话？

有的人晚上睡着了会说话，甚至能把话说得很清楚很完整，就好像醒着一样。这是为什么呢？

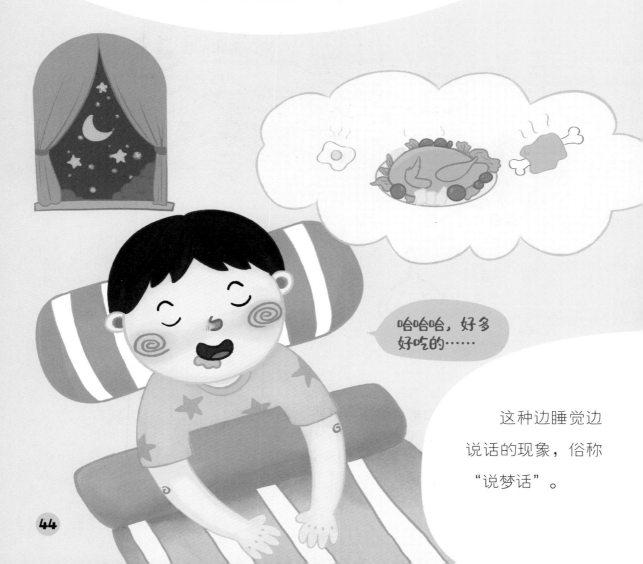

哈哈哈，好多好吃的……

这种边睡觉边说话的现象，俗称"说梦话"。

我们的大脑由非常多的神经细胞组成，这些神经细胞有着不同的分工。

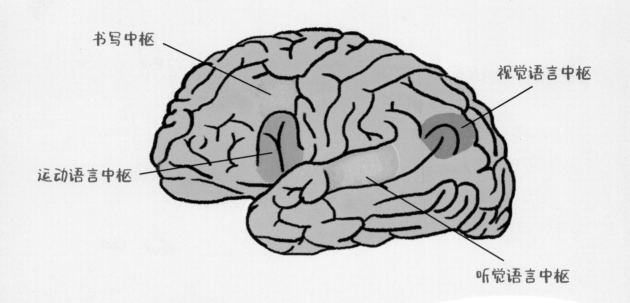

书写中枢

视觉语言中枢

运动语言中枢

听觉语言中枢

大脑皮质功能定位示意图

我们睡觉时，大脑虽然休息了，但是某一部分神经细胞可能没有休息，所以就会做梦。睡眠过程中，如果语言中枢还处于兴奋状态，就会说梦话。

梦话的内容多和白天发生的事情有一定关系，比如白天过于劳累，精神紧张，过度兴奋，等等。

儿童因为神经系统发育不完全，神经功能不稳定，白天遇到较强的精神刺激或者过度兴奋，夜间就可能会说梦话。

说梦话如果只是偶尔发生，就不需要给予特别的关注和干预。平时注意规律作息，放松心情即可。

但如果我们经常说梦话，最好和爸爸妈妈一起去医院请医生帮助检查一下。

想一想

出现梦游，该怎么办？

扫码获取答案

画重点

说梦话属于一种生理现象，主要是睡眠过程中语言中枢处于兴奋状态导致的。

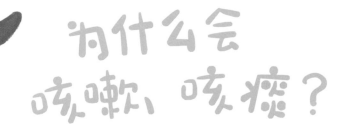

为什么会咳嗽、咳痰？

喀、喀、喀……

"喀、喀、喀"，一到秋冬季节，很多人就容易咳嗽。有的人因喉咙痛而干咳，有的人还能咳出黏糊糊的痰。那么，为什么我们会咳嗽、咳痰呢？

我们的呼吸系统由呼吸道和肺两大部分组成。呼吸道是传送气体的管道，肺是进行气体交换的器官。

通常，我们把鼻、咽、喉称作上呼吸道，把气管、支气管称作下呼吸道。

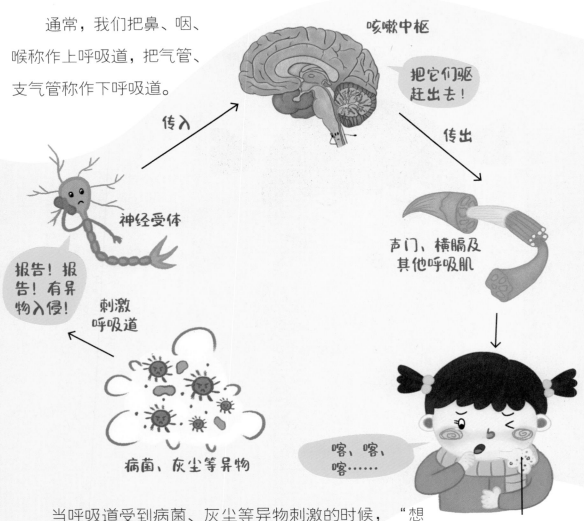

咳嗽中枢

把它们驱赶出去！

传入

传出

神经受体

声门、横膈及其他呼吸肌

报告！报告！有异物入侵！

刺激呼吸道

病菌、灰尘等异物

喀、喀、喀……

病菌、灰尘等异物

当呼吸道受到病菌、灰尘等异物刺激的时候，"想要咳嗽"的信号就传入咳嗽中枢，然后由咳嗽中枢发号施令，调动神经和肌肉相互配合，使肺内压力升高，肺内空气喷射而出，发出"喀、喀、喀"的声音。

咳痰是怎么回事呢？病菌、灰尘等异物进入我们的气管、支气管时，会刺激下呼吸道的腺细胞加速分泌黏液。黏液可以把病菌、灰尘等黏住。

气管和支气管内表面黏膜上的纤毛向咽喉方向不停地摆动，推着黏液一直到嗓子眼儿。

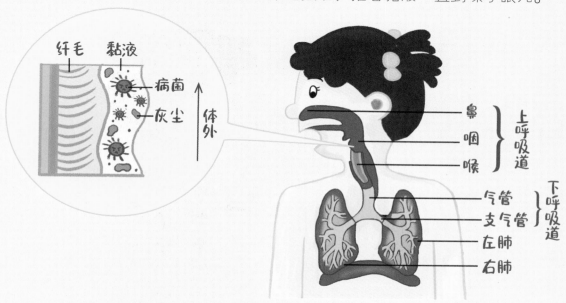

呼吸系统的组成及痰的排出

这时候，我们会觉得嗓子里痒痒的，一使劲咳嗽，黏液就被咳出来了。

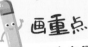 **画重点**

　　咳嗽是人体的一种保护性呼吸反射。当我们吸入刺激性气体、灰尘、致病细菌、病毒等时，会刺激呼吸道从而引起咳嗽。痰液是呼吸道的分泌物，咳嗽也是一种排痰反射。

拍背排痰法

我们如果感觉呼吸道中有痰，又很难咳出来，可以请爸爸妈妈帮忙拍背排痰。拍背可不是随便拍一拍，而是需要一定技巧的！

手掌呈空手心状

首先，将除拇指外的四根手指伸直并拢，掌指关节屈曲，呈空手心状；其次，大拇指伸直与其他四根手指靠拢，然后从下向上、从外向内叩击后背，直到痰排出体外。

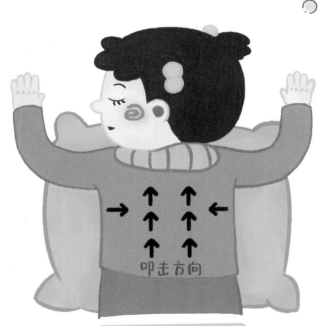

叩击方向

拍背顺序示意图

★注意：叩击拍背的时候，力度不能太小。因为力度太小无法把呼吸道中黏稠的痰液震荡下来。

想一想

为什么不能随地吐痰？

扫码获取答案

50

为什么睡觉时会打呼噜？

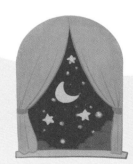

"呼噜——呼噜——"夜深人静时，出现了打雷般的声音，这是有人在打呼噜。为什么有的人一睡着就会打呼噜呢？

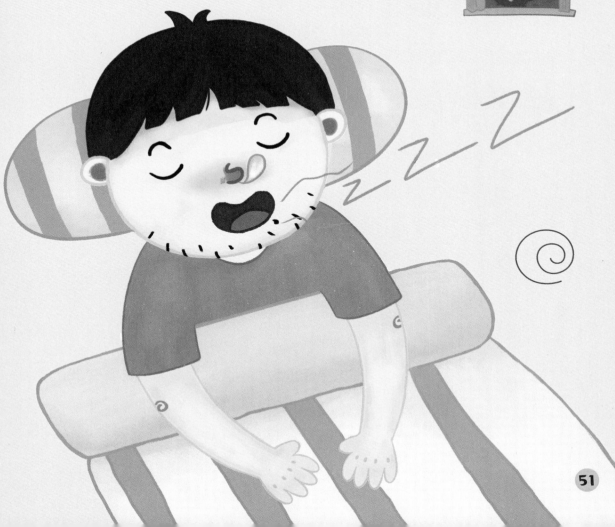

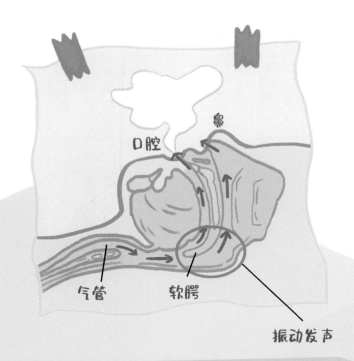

口腔

鼻

气管　软腭

振动发声

正常情况下，我们的呼吸道是通畅的，我们在吸入、呼出气体的时候不会受到明显的阻碍，所以不会发出声音。

打呼噜状态下的呼吸道结构示意图

但当我们非常疲惫地进入深度睡眠的时候，全身肌肉放松，咽喉部的软组织也会随之放松、下垂，呼吸道就变得狭窄、不太通畅，吸气、呼气时，气流就会冲击呼吸道狭窄的地方，造成软组织振动，发出声响。

有的人是张着嘴睡觉的，这时大量的空气就会从狭窄的呼吸道通过，软组织的振动也会更加强烈，使呼噜声听起来如同打雷。

另外，在感冒或者鼻炎发作的时候，呼吸道会明显肿胀变窄，这时候也容易发出明显的呼噜声。

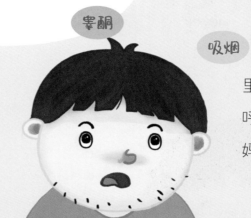

睾酮

吸烟

酗酒

那为什么家里一般都是爸爸打呼噜，很少听见妈妈打呼噜呢？

这和男性分泌的激素有一定的关系。男性分泌的一种叫睾酮的激素会让呼吸道更容易塌陷，造成呼吸不稳定。

男性更容易打呼噜的原因

并且吸烟、酗酒的男性比女性多，这些不良嗜好也会增加打呼噜的概率。

此外，男性的肺活量普遍高于女性，所以男性打起呼噜来声音会更大。

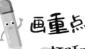画重点

打呼噜是人在睡眠时，气流冲击变窄的呼吸道而发出的响声。

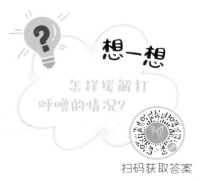

想一想

怎样缓解打呼噜的情况？

扫码获取答案

为什么会打嗝?

有时候，我们会突然开始打嗝，这种嗝非常有规律，每隔几秒钟就打一个，想停也停不下来。这种情况也被称为"呃逆"。那么，为什么会打嗝呢？

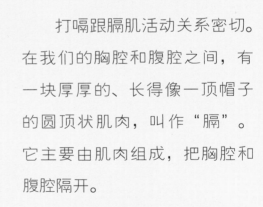

嗝——

打嗝跟膈肌活动关系密切。在我们的胸腔和腹腔之间，有一块厚厚的、长得像一顶帽子的圆顶状肌肉，叫作"膈"。它主要由肌肉组成，把胸腔和腹腔隔开。

膈肌作为主要的呼吸肌，日常工作就是参与呼吸。吸气时，膈肌收缩下降，胸腔扩大；呼气时，膈肌舒张恢复原位，胸腔缩小。

打嗝最常见的原因是进食太快。

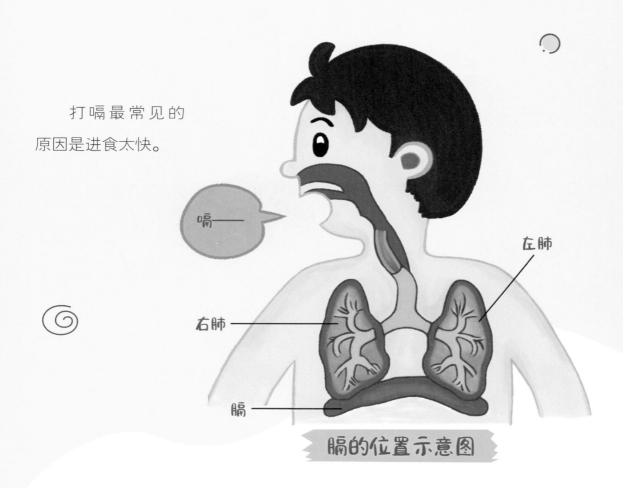

嗝

左肺

右肺

膈

膈的位置示意图

一旦膈肌受刺激而产生痉挛，收缩不受控制，就会使吸气变得急促，喉咙处就会持续发出急而短促的打嗝声。

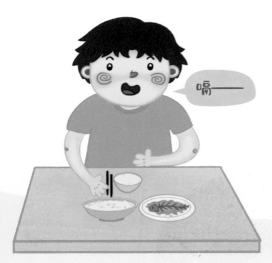

还有一种打嗝叫打饱嗝，一般打一两个就会停止。

打饱嗝主要是我们吃饭或者喝水时吞咽了部分空气，或喝了带"汽"的饮料。

胃内的气体积存过多，就从胃中上逆经食管排出。气体冲出咽喉时会发出"嗝"的声响。

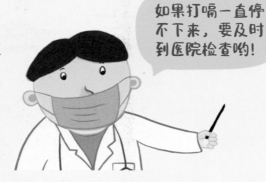

如果打嗝一直停不下来，要及时到医院检查哟！

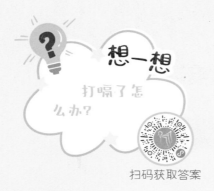

想一想

打嗝了怎么办？

扫码获取答案

打嗝是异常的吸气排气现象。如果打嗝一直停不下来，可能是因为身体的消化道或者身体器官出现了问题，要及时到医院检查。

画重点

呃逆是因为膈肌的痉挛性收缩，使得吸气急促，喉咙处持续发出急而短促的打嗝声。打饱嗝是由于胃中的气体上逆，从喉咙所发出的一两声沉闷的声响。

吃了隔夜冰西瓜，为什么会恶心、呕吐？

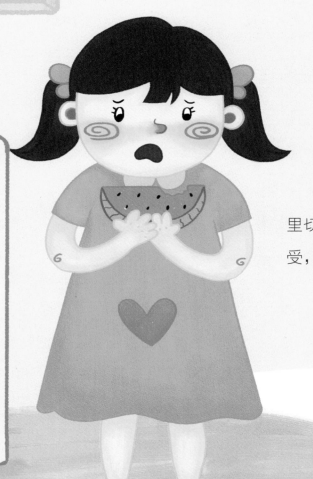

在炎热的夏天吃上一块冰冰凉凉的西瓜，的确畅快又解渴。

可是有时候，我们吃了冰箱里切开的隔夜冰西瓜，肚子会很难受，甚至恶心得想呕吐。

为什么会出现这样的情况呢？

因为西瓜被切开后，西瓜瓤里的营养物质会为细菌的生长繁殖提供必要的物质。吃不完的西瓜放进冰箱冷藏，并不能把细菌冻死，只能抑制细菌的繁殖。

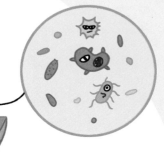
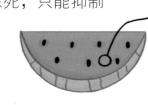

所以，吃不完的西瓜在冰箱里放的时间越长，滋生的细菌就会越多，西瓜也就变质了。

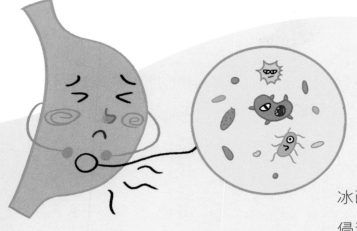

当我们吃了隔夜冰西瓜，冰西瓜上滋生的有害细菌会入侵我们的胃肠道，我们就会恶心、呕吐，甚至腹痛、腹泻。

即使冰西瓜上的细菌数量并不足以致病，但小朋友的胃肠功能比较弱，吃了较多冰冷的食物，胃肠道受到刺激，也可能会引起恶心、呕吐。

呕吐是人体的一种防御机制，可将胃内有害物质排出，对人体有一定的保护作用。但是频繁而剧烈的呕吐会引起人体脱水、营养不良等严重问题。一旦出现上述情况，我们就要尽快去医院就诊。

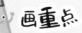

画重点

吃了隔夜冰西瓜会恶心、呕吐，原因可能是西瓜滋生的细菌入侵胃肠道，或胃肠道受到冰冷食物的刺激。

健康小贴士

变质食物对人体的危害

食物变质后会产生许多毒素，危害人体的健康。有些变质食物甚至会给人体带来不可逆的伤害。接下来，我们一起了解一下这些常见变质食物的危害吧！

① 发霉的花生、玉米、大米等食物及其制品：这些霉变物质中含有大量的黄曲霉毒素。黄曲霉毒素有很强的致癌性，对肝脏组织的破坏性非常大而且耐高温，很难被消灭。这类发霉的食物一定不要食用。

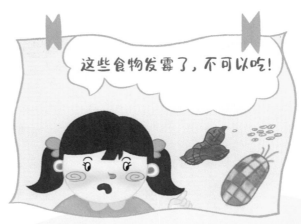

这些食物发霉了，不可以吃！

②变质的鱼、虾、蟹：当看到鱼的眼睛混浊、鳞片暗淡，虾、蟹的外壳发红时，就可以判断它们是不新鲜的。变质的鱼、虾、蟹会产生有毒物质。吃了之后，我们会出现非常严重的胸闷、头疼、呕吐、腹泻等症状。

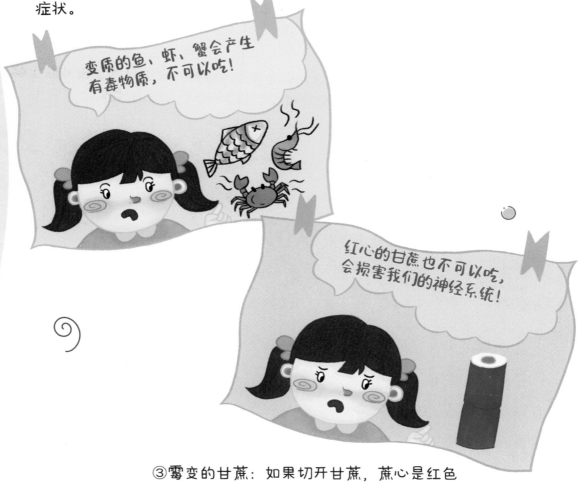

③霉变的甘蔗：如果切开甘蔗，蔗心是红色的，请千万不要食用它。这种"红心"是甘蔗变质产生的霉变物，含有节菱孢霉菌，这种霉菌会产生损害人体神经系统的神经毒素。

④局部腐烂的水果：日常生活中，如果水果表面只是腐烂了一小块，我们可能会把坏的部分切掉，剩下的继续吃。吃的时候，我们可能会感觉到有点苦味，这种水果吃后可能会引起恶心、呕吐等症状。其实，局部腐烂的水果已经受到细菌的污染而变质了。

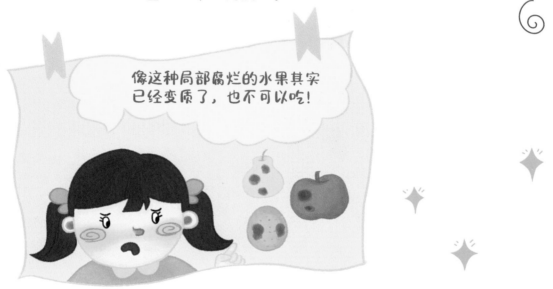

我们吃东西前要特别注意判断食物是否变质。变质的食物在外观和气味上多数会发生变化，比如产生难闻的味道、摸起来黏黏的、出现斑点霉点、颜色变得暗沉等。

要记住：变质的食物千万不能吃！

为什么会长青春痘?

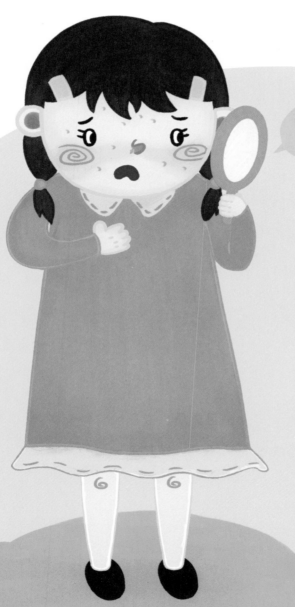

哎呀，我又长青春痘了!

邻居家姐姐一边照镜子，一边喊："哎呀，我又长青春痘了!"青春痘是什么? 为什么邻居家姐姐的脸上会长青春痘呢?

青春痘又叫"痤疮"，它的出现跟人体内的激素分泌有关系。

正常情况下，人体内的不同激素各司其职，维持着人体的平衡。

尽情地分泌皮脂吧！

一旦其中一种激素发生变化，就会造成人体内分泌失调。其中对青春痘影响较大的激素是雄性激素。

死亡的表皮细胞

毛囊

皮脂腺

雄性激素

皮脂分泌过多

雄性激素听起来好像是专属男性的，其实男女体内都有。

进入青春期后，人体内雄性激素水平迅速升高，皮脂腺分泌旺盛，每天都会分泌大量皮脂。

死亡的表皮细胞

毛孔已堵塞

毛囊

皮脂腺

毛孔堵塞

毛囊和皮脂腺共用一个出口，分泌的皮脂大量堆积，不能及时排出，就会和死亡的皮肤细胞混合，堆积在出口，堵塞毛囊口，形成粉刺。

皮肤上本来就有菌群，毛囊堵塞后，细菌就会疯狂繁殖、生长，从而引发炎症和免疫反应。

这时，我们身体的各种免疫系统的细胞就会与细菌进行一番厮杀，便出现我们看到的红肿发炎现象或者脓包，这就是青春痘。

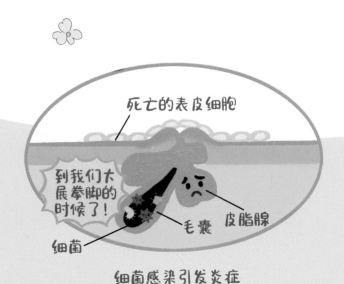

死亡的表皮细胞

到我们大展拳脚的时候了！

细菌

毛囊　皮脂腺

细菌感染引发炎症

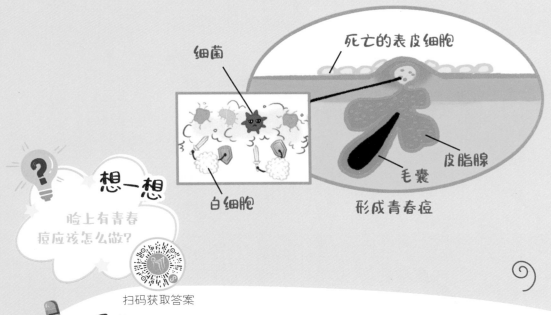

细菌

死亡的表皮细胞

白细胞

皮脂腺

毛囊

形成青春痘

? **想一想**

脸上有青春痘应该怎么做？

扫码获取答案

✏️ **画重点**

青春痘又叫"痤疮"，是一种常见的皮肤病，多发生于青少年时期。进入青春期后，人体内雄性激素增加，刺激毛囊皮脂腺分泌过量皮脂，进而堵塞毛囊，导致皮肤细菌繁殖过多，出现面部痤疮。轻的可能只是出现少许粉刺，严重的还会出现含有白色或黄色分泌物的红色脓包。

遇冷的时候，为什么会起鸡皮疙瘩？

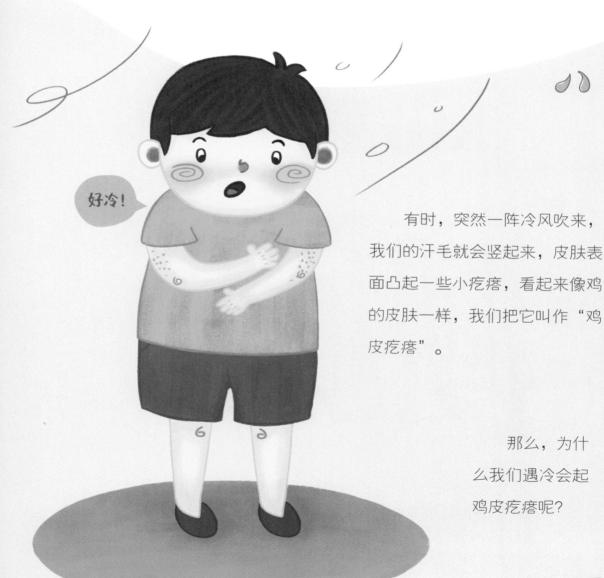

好冷！

有时，突然一阵冷风吹来，我们的汗毛就会竖起来，皮肤表面凸起一些小疙瘩，看起来像鸡的皮肤一样，我们把它叫作"鸡皮疙瘩"。

那么，为什么我们遇冷会起鸡皮疙瘩呢？

皮肤的每根汗毛下都有一块小肌肉，称为"立毛肌"。
立毛肌的一端连接着真皮的乳头层，另一端连接毛根的
毛囊。

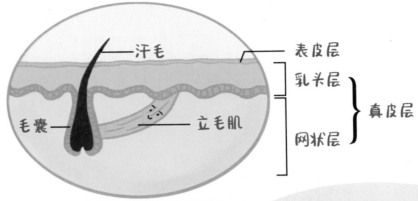

正常状态下的皮肤结构

在受到寒冷刺激时，皮肤里灵敏的感受神
经会向大脑发送信号，于是大脑发出指令，命
令皮肤汗毛下的立毛肌收缩，拉动毛根，使毛
囊中的汗毛竖立起来。

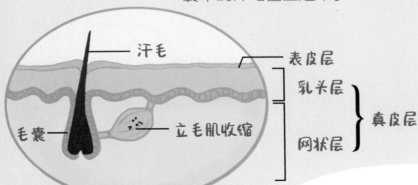

受到寒冷刺激时的皮肤结构

立毛肌收缩也会使皮肤表面
出现一个个小隆起，也就是我们
看到的鸡皮疙瘩。

鸡皮疙瘩出现时，皮肤表面会变得很紧，这会帮助我们维持体温恒定，减少身体里的热量散失。

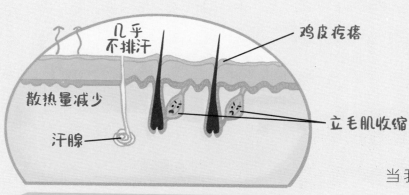

几乎不排汗

鸡皮疙瘩

散热量减少

立毛肌收缩

汗腺

起鸡皮疙瘩时的皮肤状态

当我们在比较寒冷的环境中或突然感觉到寒冷时，身体除了会起鸡皮疙瘩，还会出现打冷战的情况。

起鸡皮疙瘩与打冷战都是皮肤受到寒冷刺激后产生的神经反射。在寒冷的情况下起鸡皮疙瘩、打冷战，可以帮助我们的身体御寒，保持体温恒定。

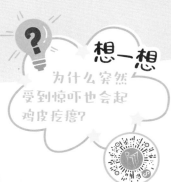

想一想

为什么突然受到惊吓也会起鸡皮疙瘩？

扫码获取答案

画重点

遇冷时立毛肌收缩，会导致汗毛竖起，起鸡皮疙瘩。这是一种神经反射，目的是保持体温恒定。

秋冬季节，皮肤为什么会干燥、瘙痒？

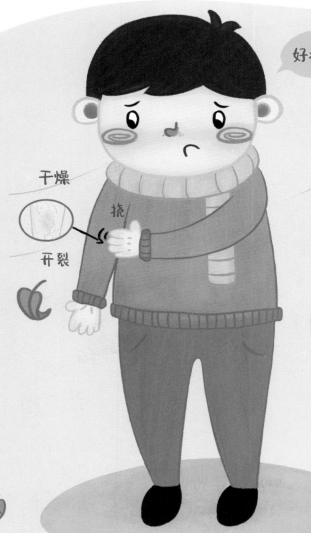

好痒啊！

干燥

挠

开裂

人秋后，不少人会感觉皮肤变得干燥、瘙痒，到了冬季，这种现象甚至会加重。那么，这是为什么呢？

从秋天开始，气温逐渐降低。气温降低，人体皮肤中的毛孔及皮下血管会收缩，导致皮肤新陈代谢变慢。

人体皮肤表面的油脂分泌减少，导致皮肤的水分流失加快。

皮肤开始出现干燥、开裂，皮肤上细小的鳞屑增多。

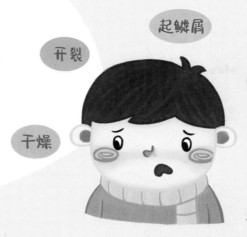

起鳞屑

开裂

瘙痒

干燥

皮肤比较敏感的人还会感觉到因干燥引起的皮肤瘙痒。

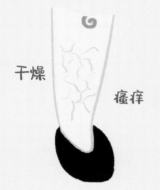

干燥

瘙痒

小腿部位的脂肪比其他部位的薄，皮肤表面没有太多油脂覆盖。皮肤新陈代谢也比其他部位慢，所以小腿最容易出现干燥、瘙痒。

皮肤瘙痒时，我们如果忍不住去挠，皮肤上便会出现抓痕，有时还会造成皮肤渗血，严重时甚至引起继发性皮炎，使小腿皮肤留下难看的印记。所以我们千万不能挠哟！

画重点

秋冬季节气温降低，天气干燥，导致皮肤毛孔及皮下血管收缩，皮肤新陈代谢变慢，表面的油脂变少，水分流失加快，容易变得干燥、瘙痒。

想一想

秋冬季节，怎样避免皮肤出现干燥、瘙痒？

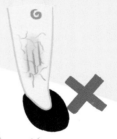

扫码获取答案

磕到、碰到后，皮肤为什么会出现淤青？

当我们不小心磕到腿后，不久就会发现腿上有一块青紫色的淤青。这是为什么呢？

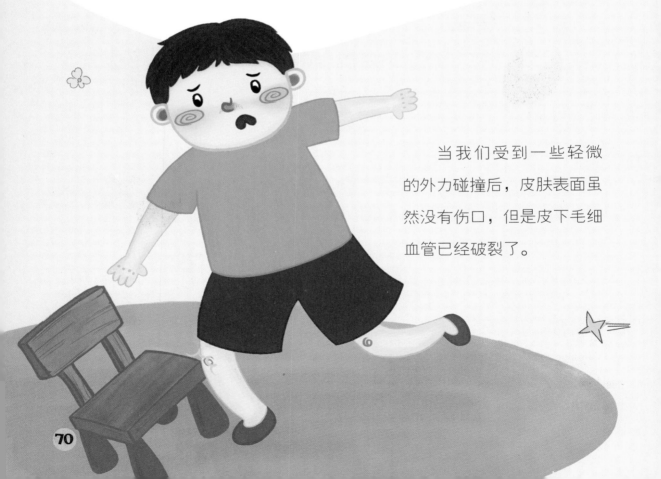

当我们受到一些轻微的外力碰撞后，皮肤表面虽然没有伤口，但是皮下毛细血管已经破裂了。

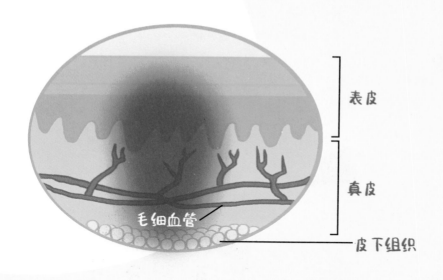

此时，血液就会从毛细血管破裂处外渗到皮下组织，所以皮肤上会出现淤青。

表皮

真皮

毛细血管

皮下组织

淤青状态下的皮肤结构示意图

身体刚被外力撞击时，皮下的淤血看起来是红色的，这代表新鲜的血液正从血管破裂处渗到皮下组织。

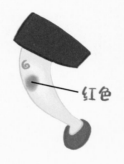

红色

青色

几个小时后，由于淤血中的氧气已经耗尽，这时受伤部位的皮肤看起来是青色的。

青紫色

通常在三四天后皮肤就会变成青紫色。伤得越严重，受伤部位皮肤的颜色就越深。此外，由于皮下痛觉神经丰富，所以我们按压淤青的部位时会有疼痛感。

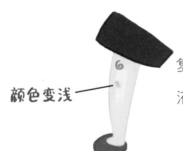

颜色变浅

接下来，身体会不断自我修复，吸收这些外渗到皮下组织的血液，受伤部位的颜色会渐渐变浅。

恢复正常

待淤血被身体吸收完毕，皮肤的颜色就恢复了正常。

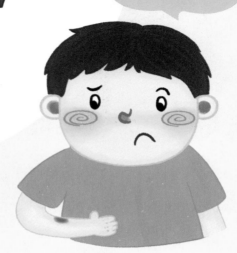

没有磕到，为什么会有淤青呢？

与成年人相比，小朋友的皮肤更薄，血管更脆弱，磕碰后更容易出现淤青。还有一些人身体没有发生碰撞，身上却反复出现不明原因的淤青，这可能是因为身体的凝血功能出现了问题，这时我们就要去医院进行检查。

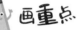

画重点

淤青是在外力作用下，皮下毛细血管破裂出血渗到皮下组织导致的。

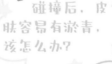

想一想

碰撞后，皮肤容易有淤青，该怎么办？

扫码获取答案

72

被烫到后，为什么会起水疱？

当我们不小心被滚烫的热水烫到，不一会儿，手上就会起水疱。为什么被烫到会起水疱呢？是不是所有烫伤都会起水疱？

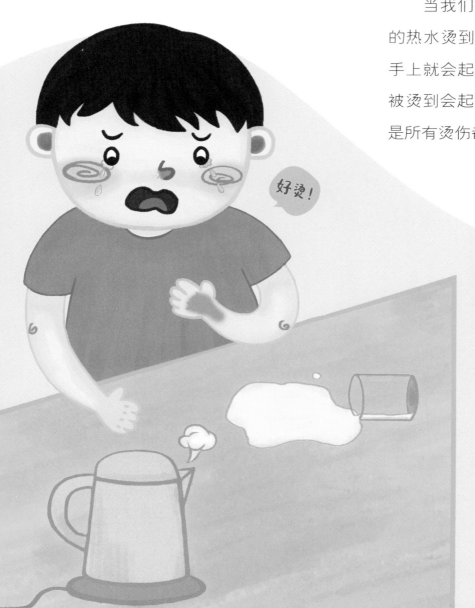

好烫！

烫伤是因为人接触高热物体造成的皮肤组织损伤，但并不是所有烫伤都会起水疱。烫伤按照严重程度，一般分为三度。

一度烫伤

如果只损伤皮肤表层，感觉烫伤部位疼痛，局部轻度红肿，没有水疱，这种情况是一度烫伤。

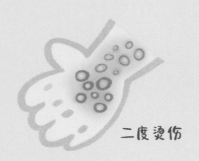

二度烫伤

如果烫伤部位出现局部红肿疼痛，有大小不等的水疱，往往是损伤到真皮层的二度烫伤。

三度烫伤最严重，损伤了皮下组织、脂肪、肌肉和骨骼。

如果这种烫伤表面呈灰色或红褐色，皮肤变得干燥、无弹性，也没有水疱，这是因为神经受到损伤，皮肤的疼痛感觉反而消失了。

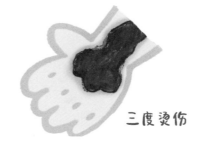

三度烫伤

三种烫伤中，只有二度烫伤创面会出现水疱，因为这种烫伤损伤了真皮层，使皮肤和细胞呈现发炎状态。

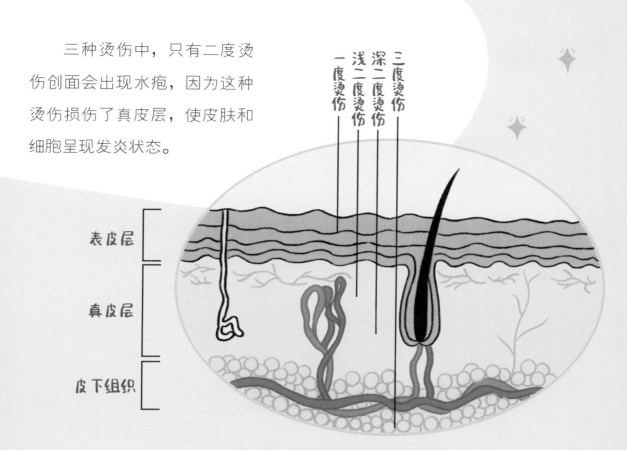

表皮层

真皮层

皮下组织

一度烫伤

浅二度烫伤

深二度烫伤

二度烫伤

烫伤深度分度示意图

这时，皮肤内毛细血管的通透性增强，导致血管中的体液外渗，当体液停留在表皮和真皮之间时，便形成了水疱。

想一想

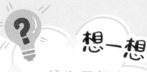

烫伤后起水疱该怎么办？

扫码获取答案

画重点

烫伤造成皮肤内毛细血管的通透性增强，导致血管中的体液外渗，所以会出现水疱。

烫伤的处理方法

请牢记烫伤急救的五字诀 ——冲、脱、泡、盖、送。

①冲。我们应立刻用流动的冷水冲洗烫伤部位 30 分钟左右。

②脱。我们要尽快脱下患处衣物。不方便脱下时可以用剪刀小心地剪开衣物，避免弄破水疱。可以边冲边脱。

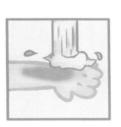

③泡。将患处在冷水中持续浸泡 10 ～ 30 分钟，可降温缓解疼痛。

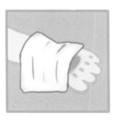

④盖。我们要用洁净的毛巾或无菌纱布覆盖伤口并固定，切忌滥涂药膏。

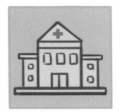

⑤送。出现大面积烫伤或者家长拿不准伤势时，冲洗降温后应立即送医。

被蚊子叮咬过的皮肤，
为什么会红肿瘙痒？

被蚊子叮咬过的皮肤，会留下红疙瘩，还往往痒得让人难以自已。这是为什么呢？

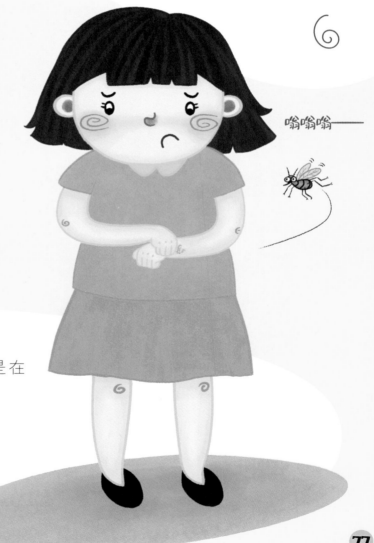

嗡嗡嗡——

其实，蚊子并不是在"咬"我们。

在叮人的时候，蚊子把长长的吸管状的口器刺入我们皮肤下的血管，然后吸食血液，就像我们用吸管喝饮料一样。

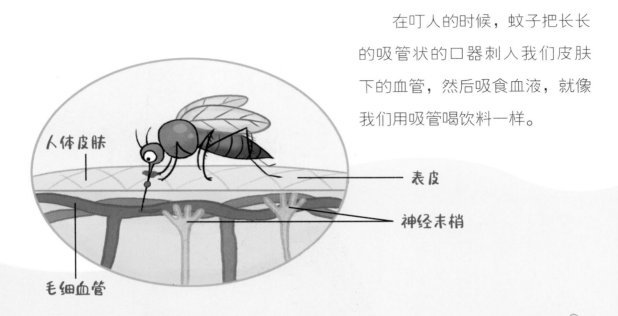

人体皮肤

表皮

神经末梢

毛细血管

而蚊子吸血时，为了防止血液凝固，会把一些唾液注入我们的皮肤。

蚊子的唾液里含有抗凝血剂，这种抗凝血剂会跟我们的机体免疫系统发生反应。

抗凝血剂

组胺

人体免疫系统

之后，人体内会释放一种叫组胺的物质进行抵御，导致皮肤表面起一个肿包，引起瘙痒。

需要注意的是，蚊子还会传染很多种疾病。

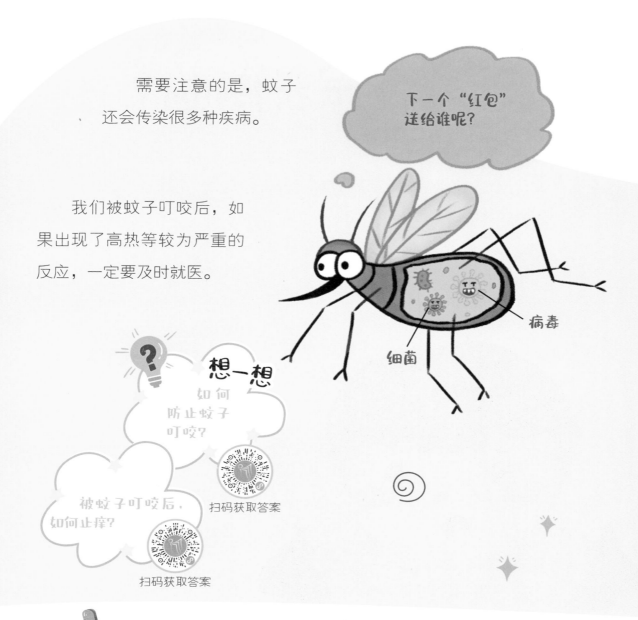

下一个"红包"送给谁呢？

我们被蚊子叮咬后，如果出现了高热等较为严重的反应，一定要及时就医。

病毒

细菌

? 想一想

如何防止蚊子叮咬？

扫码获取答案

被蚊子叮咬后，如何止痒？

扫码获取答案

画重点

在叮咬人的过程中，蚊子的唾液跟人的机体免疫系统发生反应，人体就会释放组胺进行抵御，在这一过程中，皮肤就会出现红肿，引起瘙痒。

为什么手上会长倒刺？

倒刺通常是指在指甲周围出现的翘起的小片表皮，形状像刺，一碰还可能会痛。

手上长倒刺时，我们总是忍不住去撕扯或者去咬，这样做不仅会带来疼痛，还会让周围的皮肤受伤流血，导致手部感染。

小小的倒刺也会引起大大的麻烦。那么，我们手上为什么会长倒刺呢？

这是因为我们指甲周围的皮肤比较薄，缺乏毛囊、汗腺和皮脂腺，皮脂分泌极少。

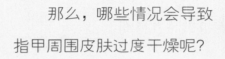

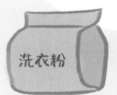

缺乏汗腺　干燥

缺乏皮脂腺

缺乏毛囊

少了皮脂这"天然的保湿剂"，指甲周围皮肤容易干燥。当皮肤过度干燥，就会开裂，出现倒刺。

那么，哪些情况会导致指甲周围皮肤过度干燥呢？

洗衣粉

频繁洗手、洗衣服时手指直接接触洗衣粉或洗衣液，以及手指与衣服、毛绒玩具进行摩擦等，都会导致指甲周围皮肤表面的皮脂失去保护，角质层水分蒸发加快，指甲周围的皮肤出现因过度干燥而剥离的情况，倒刺就产生了。

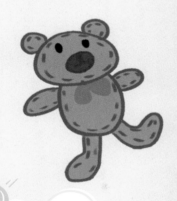

画重点

倒刺是一种常见的指甲周围皮肤问题，是指甲周围皮肤过于干燥发生分离导致的。

想一想

如何预防倒刺？

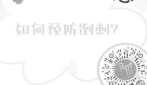

扫码获取答案

如何处理倒刺?

我们可以这样处理倒刺:

把手指浸泡在温水中或用热毛巾湿敷 5 分钟左右,将倒刺软化。

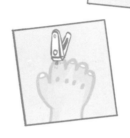

请爸爸妈妈用锋利干净的指甲刀,尽量靠着倒刺根部将其剪断。

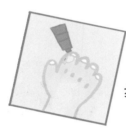

剪断处如果有红肿,可以涂上有抗菌消炎成分的药膏。

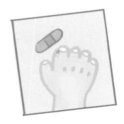

万一不小心撕扯倒刺,造成伤口比较大,可以涂药后贴上创可贴保护伤口。

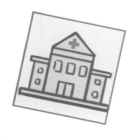

如果倒刺周围的皮肤疼痛、红肿得厉害,说明感染情况比较严重,建议到医院处理。

为什么夜间会出现下肢疼痛?

有时睡到半夜，我们会突然感觉小腿疼痛，甚至会痛得受不了，这是为什么呢?

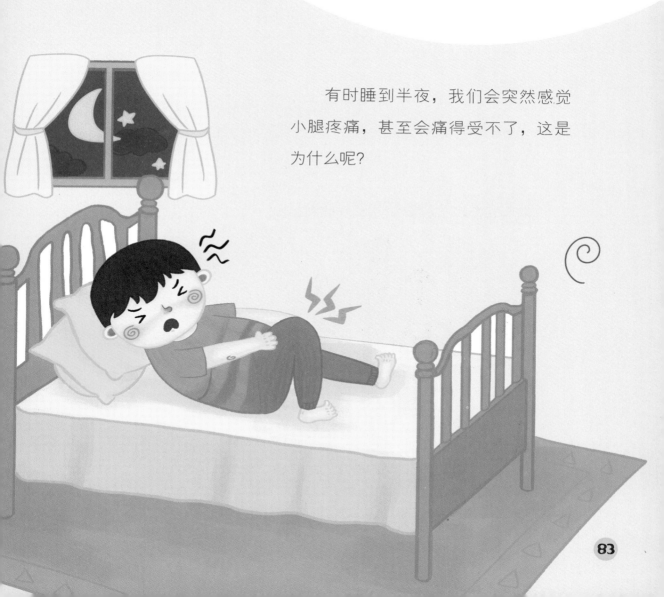

如果经过检查，排除了骨头和肌肉方面的疾病，那么，这种情况多数就是儿童发育中常见的"生长痛"。下肢疼痛是因为我们在长身体。

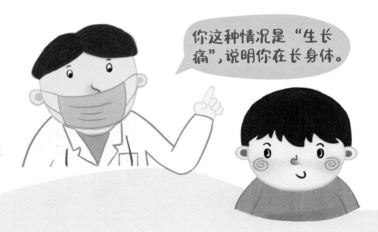

你这种情况是"生长痛"，说明你在长身体。

生长痛一般发生在 3 ～ 12 岁儿童身上。这个年龄段的儿童骨骼发育较快，但是四肢长骨周围的神经、肌腱、肌肉的生长速度相对较慢，因此就出现了随生长发育产生的牵拉痛。

骨头长得太快，拉得我们好痛啊！

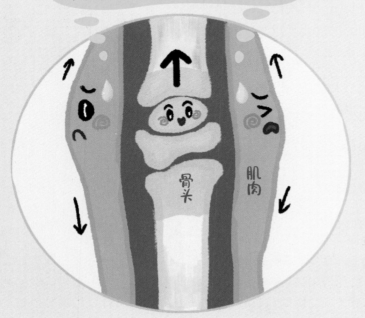

骨头　肌肉

"生长痛"多发生在膝关节、小腿和大腿等部位。

主要表现为肌肉有被牵拉似的疼痛感，疼痛的部位不会出现红肿的现象。

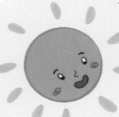

每次疼痛感可持续几分钟甚至更长时间，但很少超过两个小时。

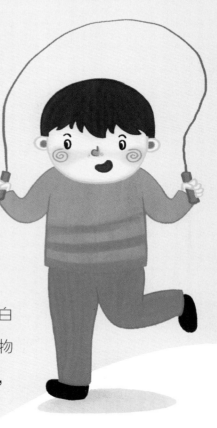

疼痛发作的间隔时间不规律，有可能连续几天都发作，也可能间隔数日、数周或数月发作一次。

"生长痛"常在夜间发作，这是因为我们白天的活动量比较大，往往会因为专注于其他事物而不易察觉身体的疼痛，而夜间身心都很放松，对疼痛会更加敏感。

画重点

"生长痛"是3~12岁儿童随生长发育而产生的下肢牵引痛，多在夜间出现，是骨骼生长较快，与局部肌肉、肌腱的生长发育不协调导致的生理性疼痛。

想一想

出现"生长痛"，该怎么办？

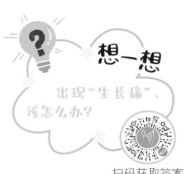

扫码获取答案

身体信号大作战

当我们的身体遇到问题时，通常会释放"信号"。快动动小手，将这些奇妙的身体信号与可能产生这些身体信号的原因用线连起来吧！

1.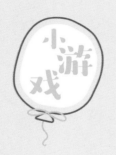
眼睛看不清远处

2.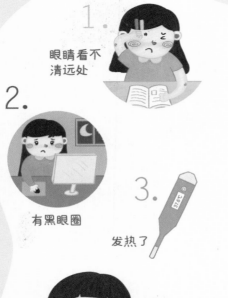
有黑眼圈

3.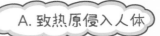
发热了

4. 流鼻涕

5.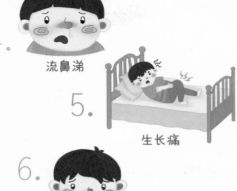
生长痛

6. 流鼻血

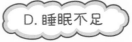A. 致热原侵入人体

B. 长时间看近处的物体

C. 感冒或吃辣的食物

D. 睡眠不足

E. 抠鼻子

F. 长身体

答案：1.B 2.D 3.A 4.C 5.F 6.E

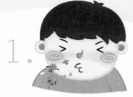

1.

打喷嚏

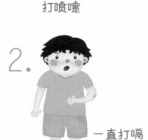

2.

一直打嗝

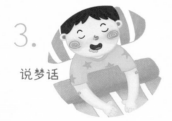

3.

说梦话

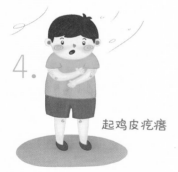

4.

起鸡皮疙瘩

5.

身上出现淤青

A. 膈肌痉挛性收缩

B. 在睡眠过程中，语言中枢仍处于兴奋状态

C. 鼻子吸入细菌、灰尘、花粉等

D. 受到碰撞，皮下毛细血管破裂

E. 身体感觉到寒冷，立毛肌收缩

图书在版编目（CIP）数据

身体的秘密我知道．奇妙的身体信号 / 李云海著；艺帆文化绘 . — 郑州：海燕出版社，2023.1

ISBN 978-7-5350-8968-7

Ⅰ．①身… Ⅱ．①李… ②艺… Ⅲ．①人体－少儿读物 Ⅳ．① R32-49

中国版本图书馆 CIP 数据核字（2022）第 219250 号

身体的秘密我知道 奇妙的身体信号

SHENTI DE MIMI WO ZHIDAO　QIMIAO DE SHENTI XINHAO

出 版 人：董中山	出版统筹：李 雅
选题策划：李道魁	美术编辑：韩 青
项目统筹：韩 青	责任校对：李培勇 王 达 屈 曜
责任编辑：付会娟	责任印制：邢宏洲
特约编辑：薛诗浩　熊津津	装帧设计：梁恺悦

出版发行：海燕出版社
　　　　　地址：郑州市郑东新区祥盛街 27 号　邮编：450016
　　　　　网址：www.haiyan.com
　　　　　发行热线：400 659 7013
印　　刷：洛阳和众印刷有限公司
开　　本：787 毫米×1092 毫米　1/16
印　　张：21
字　　数：420 千字
版　　次：2023 年 1 月第 1 版
印　　次：2023 年 1 月第 1 次印刷
定　　价：168.00 元（全四册）

如发现印装质量问题，影响阅读，请与我社发行部联系调换。

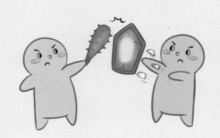